ハンディシリーズ
**発達障害支援・
特別支援教育ナビ**
柘植雅義◎監修

黒田美保 編著

これからの
発達障害の
アセスメント

― 支援の一歩となるために

- 黒田美保
- 田中康雄
- 大六一志
- 岩永竜一郎
- 三宅篤子
- 山末英典
- 稲田尚子
- 宇野　彰
- 萩原　拓
- 桑原　斉
- 川久保友紀

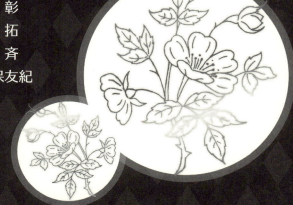

金子書房

「発達障害支援・特別支援教育ナビ」の刊行にあたって

　2001年は，新たな世紀の始まりであると同時に，1月に文部科学省の調査研究協力者会議が「21世紀の特殊教育の在り方について〜一人一人のニーズに応じた特別支援の在り方について〜」という最終報告書を取りまとめ，従来の特殊教育から新たな特別支援教育に向けた転換の始まりの年でもありました。特に画期的だったのは，学習障害（LD），注意欠如多動性障害（ADHD），高機能自閉症等，知的障害のない発達障害に関する教育の必要性が明記されたことです。20世紀の終わり頃，欧米などの他国と比べて，これらの障害への対応は残念ながら日本は遅れ，国レベルでの対応を強く求める声が多くありました。

　しかし，その2001年以降，取り組みがいざ始まると，発達障害をめぐる教育実践，教育行政，学術研究，さらにはその周辺で深くかかわる福祉，医療，労働等の各実践，行政，研究は，今日まで上手い具合に進みました。スピード感もあり，時に，従来からの他の障害種から，羨望の眼差しで見られるようなこともあったと思われます。

　そして14年が過ぎた現在，発達障害の理解は進み，制度も整い，豊かな実践も取り組まれ，学術研究も蓄積されてきました。以前と比べれば隔世の感があります。さらに，2016年4月には，障害者差別解消法が施行されます。

　そこで，このような時点に，発達障害を巡る種々の分野の成長の全容を，いくつかのテーマにまとめてシリーズとして分冊で公表していくことは非常に重要です。そして，発達障害を理解し，支援をしていく際に，重要度の高いものを選び，その分野において第一線で活躍されている方々に執筆していただきます。各テーマを全体的に概観すると共に，そのテーマをある程度深く掘り下げてみるという2軸での章構成を目指しました。シリーズが完成した暁には，我が国における発達障害にかかわる教育を中心とした現時点での到達点を集めた集大成ということになると考えています。

　最後になりましたが，このような画期的なアイデアを提案して下さった金子書房の先見性に深く感謝するとともに，本シリーズが，我が国における発達障害への理解と支援の一層の深まりに貢献してくれることを願っています。

2014年9月

シリーズ監修　柘植雅義

Contents

第1章 支援につながる包括的アセスメント
………………………………………………………黒田美保　2

第2章 発達障害に特化したアセスメント
……………………………………………………………………………………… 11

- **1** 自閉スペクトラム症（ASD）のアセスメント
  …………………………………………………………………稲田尚子　11
- **2** 注意欠如・多動症（ADHD）のアセスメント
  ……………………………………………………………田中康雄　23
- **3** 学習障害（LD）のアセスメント
  ……………………………………………………………宇野　彰　32

第3章 知的水準・認知特徴のアセスメント
………………………………………………………大六一志　39

第4章 適応行動のアセスメント
………………………………………………………萩原　拓　48

第5章 感覚や運動のアセスメント
………………………………………………………岩永竜一郎　54

第6章 併存疾患と心理社会的・環境的アセスメント
………………………………………………………桑原　斉　67

第7章	個別の教育支援を念頭においたアセスメント ── PEP-3, TTAPなど
	……………………………………………………三宅篤子　77

第8章	各アセスメントの統合と結果の伝え方
	……………………………………………………川久保友紀　86

第9章	生物学的指標によるアセスメントの未来
	……………………………………………………山末英典　94

第1章

支援につながる包括的アセスメント

黒田美保

1 はじめに

　アセスメントについては，人を「評価」することへの抵抗が，いまだに教育界にはあるようにも感じる。それは日本人の教育における平等観にもかかわっているのかもしれない。日本の教育の平等は，すべての子どもに同じ内容を同じ方法で教えることである，いや，あったというべきかもしれない。特別支援教育の中で，この点には改善が進められつつあるが，子どもに合った教育をすることは当然という人からも，その別の表現である「子どもは能力や特性に合わせて別個の教育をすべきだ」「能力別で授業をするべきだ」と言うと，「それは差別ではないのか」という非難がきそうである。アセスメントはスティグマにつながるという誤解が，未だに教育界には残っているようにも思われる。
　私は，2005年から2006年に，自閉スペクトラム症（ASD）の支援で有名な米国のノースカロライナ大学医学部TEACCH部門へ留学した。その時，週1回は地域の学校の自閉症クラスを訪問した。また，自身の子どもが現地の小学校と高校に通った関係で，その学校を中心に一般の学校の様子も見ることができた。米国は州の自治権が大きいため，すべての州の学校が同じであるとはいえないが，少なくともノースカロライナ州には，ASDの特別クラスがあり，それがセルフコンテイン（知的障害を伴う子どもの入るクラス）とセンターベースト（知的障害を伴わない子どもの入るクラス）に分かれていた。ASD以外に注意欠如・多動症（ADHD）を対象としたクラスもあった。また，限局性学習症（SLD）を中心とする学習に困難のある児童・生徒を通常クラスから一定時間取り出して，1対1で苦手な科目などを教えるリソースルームは各学校にあった。言語聴覚士（ST）は学校に常駐していることが多く，そうでなくても，週

の一定時間，STや作業療法士（OT），理学療法士（PT），心理士の指導が受けられることが法律で決まっており，実施されていた。それは権利だと考えられていた。発達障害に限らず，子どもに必要な教育をするという姿勢は一貫しており，英語を母国語としない子どもにはEnglish as Second Language（ESL）のクラスで英語を学ぶ権利があり，能力の高い子どもたちには学年を超えたレベルの授業を受けることができるようになっていた。小学校中学年から国語と算数は能力別で，子どもの能力に合わせた授業が行われていた。公立校で能力別クラスを作るということは，日本だったら問題になりそうな話であるが，文句を言う親はいなかった。むしろ，能力に合った教育を受ける権利があると考えられて，歓迎されているようだった。こうした教育における平等観を変えていくことも，特別支援を真に実現する上では必要ではないかと思う。

　ところで，特別支援教育の根幹とは，個々の児童・生徒の特性や能力，興味や関心，そして困難をアセスメントして立てられる，個別の教育支援計画だと考えられる。米国では，個別の支援計画は，教師，心理士，ST，OTや場合によっては医師やソーシャルワーカーといった多職種がきちんとアセスメントを行って作成され，きちんと支援会議が開かれて，きちんと機能していた。一方，日本ではどうだろうか？　現状の状態がわからないのに計画は立てられない。計画を立てるためには，多面的なアセスメントが必要である。また，支援計画が効果的だったのか妥当であったのかは，アセスメントをしなければ評価することはできない。こうしたエビデンスベーストプラクティスの視点が，今後の日本の教育には，特に必要だと思う。

2　包括的アセスメントに必要な視点

　ここで，改めてアセスメントの目的は何かを考えてみると，その目的は単に診断をつけることではない。発達障害の特性は長所にも短所にもなるものであり，その特性の活かし方を考える第一歩がアセスメントだと思う。また，2013年に改訂された米国精神医学会による診断基準（DSM-5）では，発達障害の症状はスペクトラムでとらえられており，診断がつかない子ども（いわゆるグレーゾーン）でも，程度の差はあれ発達障害の特性を持つことが示されている。

こうした，診断まで至らないが何らかの発達障害の特性を持ち，特別な教育的ニーズを持つ子どもはかなりいる。そして，その特徴をアセスメントで把握することで支援ができる場合も多い。したがって，アセスメントは，すべての教育を受ける子どもたちにとって必要といえる。

では，こうした発達障害の特性を活かすためにはどういったアセスメントが必要なのだろうか？　精神医学的アセスメントについて，児童精神科医であるGoodman & Scotto（2005）は，病因，予後，治療を含むケース・フォーミュレーションにつながるような包括的アセスメントが必要と述べているが，教育においても，こうした包括的アセスメントが必要である（図1-1）。発達障害の主症状は共通であっても，その程度や表れ方は多様である。同時に，家族を含む彼らを取り巻く環境も多様でその影響もある。したがってニーズもさまざまである。個々人に合った支援をするためには，それらをきちんとアセスメントして，ニーズに応じた個別の支援を構築する必要がある。適切なアセスメント

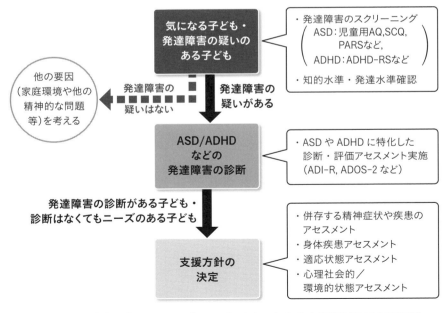

図1-1　発達障害のケース・フォーミュレーションとアセスメント（黒田,2014より改変）

が実施され適切なフィードバックが行われれば，発達障害児者本人が自分の特性を理解して，それに応じた生活の工夫をすることも可能になる。また，親，教育機関，地域といった周囲の人々もその特性に合った関わりや環境調整をすることが可能となる。もちろん，迅速に適切な教育的支援や社会福祉的支援にもつながることができる。つまり，アセスメントは支援の基盤なのである。

包括的アセスメントの要素とは，大きく分けると①発達障害に特化したアセスメント，②知的水準・認知特徴のアセスメント，③適応行動のアセスメント，④感覚や運動のアセスメント，⑤併存する精神疾患，⑥心理社会的・環境的アセスメントだと考えられる。本書も，この観点から内容の構成を行った。

発達障害の疑いがある場合，発達障害のスクリーニングと同時に知的水準や発達水準を確認する必要がある。そして，発達障害の特性について，さらに詳しく評価して診断に至るのであるが，支援を考える場合には適応行動，感覚，運動，併存する精神疾患，心理社会的・環境的アセスメントなども実施しなければならない。以下にそれぞれのアセスメントの概要を述べる。

（1）発達障害に特化したアセスメント

発達障害の主なものにはASD，ADHD，SLDがあり，それぞれの障害についてのアセスメント・ツールは，日本は欧米に遅れを取ってきたが，最近やっと欧米のアセスメント・ツールの日本版や日本独自のものがそろってきた。

発達障害のアセスメント・ツールに関しては，「スクリーニング」と「診断・評価」に分けて考えると整理しやすい。また，実施時も自分がどのレベルのアセスメントをしているのかを意識しておくことが重要である（図1-2・次頁）。スクリーニングのみで診断をつけることは危険であるし，対象児者の特性を詳しく見るためには，診断・評価のためのアセスメントをする必要がある。

スクリーニングとは，なんらかの障害や問題を抱えている可能性がある児者を発見するためのアプローチである。スクリーニングの結果がそのまま診断となるわけでは決してない。診断には，専門家による詳細な診断・評価が必要である。スクリーニングには，1次スクリーニングと2次スクリーニングの2種類がある。1次スクリーニングとは，一般の集団を対象とした健診等の際に，なんらかの問題のある児者を特定するものである。早期発見や早期支援においては，

健診等で一斉に実施される1次スクリーニングは特に重要である。一方，2次スクリーニングは，発達障害のリスクの高い群を対象に作成されたもので，1次スクリーニングで発達障害の特徴があると判断されたケースや療育・医療・福祉機関などにすでにかかっているリスクの高いケースを対象に，ASD，ADHD，SLDなどの弁別的方向付けをするためのアセスメントということになる。

　スクリーニングの方法としては，特定の障害に特化した質問紙，親への面接，本人の行動の直接観察などが挙げられる。スクリーニングは，その目的に応じて，対象年齢や使われる方法，調べられる内容も異なるため，支援に役立つように適切なツールを選ぶことが肝要である。その後，個々の特性をきめ細やかにみていくのが，診断・評価アセスメントである。

（2）知的水準・認知特徴のアセスメント

　知的水準・認知特徴についてのアセスメントは，発達障害の症状を理解したり支援したりする上で必須である。なぜなら，知的水準や発達水準によって行動は大きく影響を受ける。例えば，社会性に問題があるとしても発達水準が低い場合，期待される社会性は低くなり，ASDの特性とは言えない場合もある。

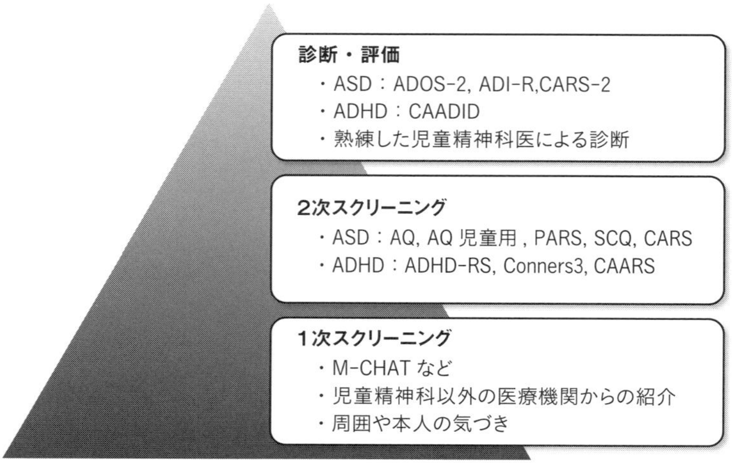

診断・評価
- ASD：ADOS-2, ADI-R, CARS-2
- ADHD：CAADID
- 熟練した児童精神科医による診断

2次スクリーニング
- ASD：AQ, AQ児童用, PARS, SCQ, CARS
- ADHD：ADHD-RS, Conners3, CAARS

1次スクリーニング
- M-CHATなど
- 児童精神科以外の医療機関からの紹介
- 周囲や本人の気づき

図1-2　発達障害のスクリーニングと診断・評価の関係（黒田,2013より改変）

こうした側面については，幼児であれば，新版K式発達検査のような領域別の指数が求められる発達検査が推奨される。児童期以降は，WISC-IV知能検査，WAIS-III知能検査などを用いて，IQ（知能指数）だけではなく群指数や合成得点などから能力間の偏りを把握することが支援上は有用である。

日本では，発達障害に特化したアセスメントがあまり普及していないせいか，知能検査や認知検査に頼り過ぎたアセスメントを行っている所も散見される。知能検査や認知検査では，発達障害であるかどうかの診断や判断はできない。わかるのは認知特性であるということを忘れてはならない。

(3) 適応行動のアセスメント

発達障害の支援の最終目的は，日常生活の適応の向上であることを考えると，現状の適応行動の水準を把握しておくことも，支援の上では非常に重要である。知的機能と適応行動は通常正の相関を示すが，発達障害の場合，知的水準から期待されるような適応行動は達成されないことが明らかになっている。特にASDでは，適応的スキルはその個人が持っている知的機能よりもかなり下回ることが多く，知的障害のない高機能ASDでその傾向が顕著である。最も大きな乖離は社会性スキルとIQの間に認められる。こうした点からも適応水準を調べることが重要である。今まで日本には幅広い年齢帯で使え，しかも標準化された適応行動を測る検査がなかったが，2014年に日本版Vineland-II適応行動尺度（辻井正次ら監修，2014）が刊行された。今後この検査が迅速に，教育，福祉，医学の分野で広く活用されることが望まれる。

(4) 感覚や運動のアセスメント

発達障害では，感覚の偏りや不器用といった運動面の問題が明らかである。DSM-5のASDの診断基準にも感覚の過敏さや鈍感さが加えられている。感覚の偏りについては，感覚プロファイル（辻井正次監修，2015）が刊行されたばかりである。また，運動面についてはM-ABC（Movement Assessment Battery for Children）などの検査も標準化作業中であり，こうした検査を実施することが望まれる。

（5）併存疾患のアセスメント

　発達障害は，それぞれの障害がオーバーラップする場合や他の精神疾患を合併する場合が多い。支援のためには，併存する発達障害やうつや不安障害といった精神症状などを調べることが重要である。すでに学童期において，不安障害や気分障害などの併存が見られることが明らかになっている。青年期・成人期においては，さらに精神疾患の併存率は上がるので，こうした併存する精神疾患についてのアセスメントが重要となる。

　こうしたアセスメントには，適切なツールを選択することが必要である。また，アセスメント・ツールの目的，対象，内容をよく理解した上で検査バッテリーを組み，対象者の特徴を把握していくことが重要である。

3　フォーマルアセスメントとインフォーマルアセスメント

　今まで述べてきたような標準化され数量的に結果が求められるアセスメント（フォーマルなアセスメント）以外に，一般的な面接や行動観察，学業成績などを通したアセスメント，特に家族関係や生活環境などの質的なアセスメント（インフォーマルなアセスメント）も必要である。また，支援においては，気質やパーソナリティーといったものも把握しておくことが重要である。

　フォーマルアセスメントとインフォーマルアセスメントを比較してみると，フォーマルアセスメントの良いところは，発達障害の本人もその周囲の人も，関わる人すべてが同じ物差しを使えることと言える。結果が数値として出るので，誰が見ても同じ解釈，また介入や経年による変化を数値で比較できる。ただ，検査項目に限界があるため項目に含まれないことについては不明のままである。検査によっては，1対1の検査場面という日常生活とは乖離した状況であるという問題もある。いっぽう，インフォーマルアセスメントは，場面が自然で日常の特徴や困難をとらえることができるが，評価が主観的になりやすい。どうしても，評価者が自分の見ることのできた行動を評価してしまうため情報が偏ってしまい，長所や短所が強調されすぎてしまう傾向がある（表1-1参照）。

表1-1　フォーマルアセスメントとインフォーマルアセスメントの特徴

アセスメント	長所	短所
フォーマル	・標準化されていて個人間の比較ができる ・数値で結果がでる ・客観的	・非日常的な場面 ・評価される能力やスキルに限界がある
インフォーマル	・自然な場面 ・能力やスキルだけでなく，興味や関心を把握できる	・主観的になりやすい ・過大評価や過小評価になりやすい ・見ていない人との共通理解が難しい場合がある

フォーマルアセスメント，インフォーマルアセスメント双方に長所と短所がある。適切に合わせて使うことが重要である。

4 アセスメントから支援へ

　支援は，アセスメントを実施しているときから始まっているといっても過言ではない。例えば，ASDの2次スクリーニング・ツールであるPARSや，診断・評価ツールであるADI-Rを実施していると，質問を聞いた保護者から「○○という行動は，発達障害の特徴なんですね，以前から気になっていました」と言われることがある。こうして具体的な発達障害の行動特徴への理解が始まることもある。そして，もっとも重要な支援の始まりは，発達障害の本人や保護者へのアセスメントのフィードバックである。

　フィードバックでは，「特性の活かし方を調べ支援に応用するための第一歩が，アセスメントである」ことを必ず伝えていきたい。また，そのコンセプトにそって，専門家も何を活かしていくとよいのかという視点でアセスメントの結果を解釈し，それを伝えることが大切である。アセスメントのフィードバックは，同時に，発達障害の本人と保護者にとって，発達障害に関する心理教育となるべきである。診断を単に伝えるのではなく，フィードバックを通して発

達障害の一般的な特性と個人に表れている個別の特性を教えていくことが必要である。診断名は聞いているが，その一般的な特徴や自分自身やわが子の個別の特徴について知らない，発達障害の本人や保護者は非常に多い。こうしたことを丁寧に伝え，その特徴の活かし方や日常生活での工夫を話し合うことは，大きな支援といえる。

　繰り返しになるが，発達障害の支援においては，ASD, ADHD, SLDに特化した検査で，その特性がどのような形でどの程度みられるかを評価していくこと，そして，それらと，認知特徴や，家庭環境，学校・職場環境などの心理社会的環境，適応状態，不安などの精神的症状がどのように絡み合って，現在の困難に至っているのかをアセスメントしていくことが重要である。発達障害の特性は長所にも短所にもなるものであり，また，能力には強みと弱みの混在や乖離がみられる。ともすれば問題や弱みに目がいきがちであるが，実は支援においては強みに目を向けることが重要で，強みをより生活の中で活かしていく方法や環境調整を考えることが支援といえる。また，弱みも見方によれば，強みになることもある。見方をかえること，その人の弱みを補う環境を作ることや見つけることが，発達障害の人たちの個性を大切にしながら，無理させることなく，その能力を発揮させることにつながるのである。前述したように，診断までには至らないが発達障害の特徴を持つ子どもたち，いわゆるグレーゾーンの子どもたちの支援においても強みと弱みを活かしていくことが非常に重要である。

【引用・参考文献】

黒田美保．(2013)．発達障害のアセスメントを知る―発達障害の特性把握のためのアセスメント．臨床心理学, 13, 473-478.

黒田美保．(2014)．自閉症スペクトラム障害の新しい発達障害の見方―心理学的見方から．心理学ワールド, 67, 9-12.

第2章

発達障害に特化したアセスメント

1 自閉スペクトラム症（ASD）のアセスメント

稲田尚子

1 自閉スペクトラム症とは

　自閉スペクトラム症（Autism Spectrum Disorder：ASD）は，「対人コミュニケーションの障害」と「限定された反復的な行動様式（こだわり）」を主徴とする神経発達群の1つである（APA, 2013）。2013年に改定されたDSM-5における主な変更点は下記のとおりである：①広汎性発達障害という診断カテゴリー，および自閉性障害，アスペルガー障害といった下位診断が廃止され，自閉スペクトラム症という診断名に統一された。これは，単に用語の変更に留まらず，これまでのASD症状のカテゴリカルな捉え方から，ディメンジョナル（多次元的）な捉え方への転換を意味する，ダイナミックなASD概念の変更である。②診断領域は「対人コミュニケーション」と「こだわり」の2領域となった。DSM-Ⅳ-TRまでは「対人的相互反応」，「コミュニケーション」，「こだわり」の3領域であったが，前者2領域の障害は，実際の症状がいずれの領域に属するのか分けがたいことが明らかになってきたため，1つの領域にまとめられた。③これまでの診断基準には感覚の問題が含まれてこなかったが，DSM-5で初めて，こだわりの領域に感覚刺激に対する過敏さ／鈍感さの項目が作られた。④症状の発現時期に関して，DSM-Ⅳ-TRでは「3歳以前に始まる」と年

齢の基準が明示されていたが，DSM-5では「症状は発達早期に存在していなければいけない」とされ，幅が持たされている。⑤重症度レベルによる分類が新たに作られた。2つの診断領域それぞれの重症度をレベル1～3までの3段階で特定する。ASD症状と支援ニーズの程度は必ずしも比例するとは限らないため，実際の支援の必要度を示す点で臨床上有用である。

　ASDの人の個別の特性に基づいた適切な支援を行うためには，まずはその人の全体像を把握することから始まる。ASDの人の臨床像は多様で，年齢，発達／知的水準，性，環境等によって大きく異なる。臨床家は各ライフステージにおけるASD症状に精通しておく必要がある。その上で，包括的なアセスメントを行い，個人の特性を丁寧に把握することが支援の第一歩となる。本稿では，グローバルスタンダードとされ，我が国で使用可能あるいは近く刊行が予定されているASDに特化した検査とその適切な使い方について解説する。

2　ASDに特化したアセスメントツール：スクリーニングと診断・評価

　ASDに特化したアセスメントツールに関して，「スクリーニング」と「診断・評価」に分けて整理し（第1章参照），解説する。

(1) ASDのスクリーニング：一次スクリーニングと二次スクリーニング

　一次スクリーニングは，障害にまだ気づかれていない一般集団（例：乳幼児健康診査）の中からASDのリスクがある人を見つけるプロセスである。一次スクリーニングでは，実施の簡便さが優先され，質問紙が多く用いられる。M-CHAT（Modified Checklist for Autism in Toddlers：乳幼児期自閉症チェックリスト修正版；Robins et al., 2001, Inada et al., 2011）は，16～30か月の乳幼児を対象とする親評定式の質問紙である。全23項目から構成され，通常1歳6か月までに芽生えが期待される共同注意行動，模倣，対人的関心などの非言語的な対人行動に関する項目が多く含まれ，「はい・いいえ」の2件法で親が回答する。M-CHATを用いた標準的スクリーニング手続きは，親回答および約1～2か月後の専門家による親への電話面接の2段階であり，電話面接を経てカットオフ値を超えたケースは，診断・評価の対象となる。このよう

に，M-CHATを用いたスクリーニングは，1回限りではなく，複数回行う。

　二次スクリーニングは，何らかの障害のリスクが疑われた集団（例：医療／教育相談機関等の受診者）の中からASDのリスクの確認をするプロセスである。この段階では，質問紙，親面接，行動観察など多様な方法が用いられる。二次スクリーニング目的で使用する質問紙には，SCQ（Social Communication Questionnaire：対人コミュニケーション質問紙，Rutter et al., 2003），AQ（Autism Spectrum Quotient：自閉症スペクトラム指数，Baron-Cohen et al., 2001；栗田ら , 2004；Wakabayashi et al., 2006），SRS2（Social Responsiveness Scale-Second Edition：対人応答性尺度第2版，Constantino & Gruber, 2012；Kamio et al., 2013, 2014；Nishiyama et al., 2014；Takei et al., 2014）がある。親面接尺度には，PARS-TR（Pervasive Developmental Disorders Autism Spectrum Disorders Rating Scale-Text Revision：広汎性発達障害自閉症スペクトラム障害評定尺度テキスト改訂版，PARS委員会, 2013）がある。

　SCQは，生活年齢4歳以上（精神年齢2歳以上）を対象とする親評定式質問紙である。「誕生から今まで」と「現在」の2つのバージョンがあり，それぞれASD特性に関する40の質問項目[注]から構成され，いずれも「はい・いいえ」の2件法で親が回答する。「誕生から今まで」のバージョンは，誕生から今までのすべての期間，あるいはASD症状が最も顕在化する4歳0か月から5歳0か月までの12か月間に焦点を当て，該当する行動の有無について尋ねている。スクリーニング目的に使用するのは，この「誕生から今まで」である。米国で提案されているSCQのカットオフ値は15点であり，日本におけるカットオフ値は現在検証中である。他方，「現在」のバージョンは，過去3か月間に該当する行動の有無を尋ねており，現在の症状程度を把握することができる。

　AQは，成人用（16歳以上の知的障害のない青年・成人対象）と児童用（7～15歳：Baron-Cohen et al., 2006；Wakabayashi et al., 2007）があり，自閉症の主兆候や認知特性を評価する質問紙である。成人用は本人の自己記入式であり，児童用は親が回答する。全50項目から構成され，社会的スキル，注意の切り替え，細部への注意，コミュニケーション，想像力の5つの下位尺度に分かれる。4件法で回答するが，「そうだ・違う」の2段階（0～50点）で採点

する。成人用のAQの日本語訳は2種類あり（栗田ら, 2004；Wakabayashi et al., 2006），いずれもその信頼性と妥当性が報告されている。カットオフ値は，若林らの日本語版AQでは33点であり，栗田らによるAQ-Japanese Version（AQ-J）では30点である。AQ-Jには，21項目から構成されるAQ-J-21，10項目から構成されるAQ-J-10という短縮版が提案されている（Kurita et al., 2005）。AQ得点は，ひと続きの山型の得点分布を示すため，ASDの二次スクリーニングだけではなく，一般健常者がもつ自閉症傾向の個人差を測定するという目的でも使用可能である。

　SRS2は，ASDに特徴的な双方向的な対人コミュニケーション行動およびこだわり行動を評価する質問紙である。他者評定式のSRS3歳児用（2歳6か月～4歳6か月），SRS学齢期用（4～18歳），SRS成人用（19歳以上），自己記入式のSRS成人用（19歳以上）の，4種類の質問紙の中から年齢帯や回答者に応じて選択する。いずれの質問紙も全65項目から成り，5つの治療下位尺度（対人的気づき，対人的認知，対人的コミュニケーション，対人的動機づけ，自閉的常同性）に分類され，4件法で回答する。合計得点は，男女別および評定者別（親，教師，本人）に標準化され，T得点（平均が50，標準偏差が10になるように変換された得点，偏差値と呼ばれることもある）が求められる。T得点76以上でASD診断が強く疑われ，精査が推奨されている。また，このSRS得点もまた，AQと同様に連続した一つの山型の分布を示すことが報告され，IQとは無関係にASD症状を定量化して把握することができる。

　PARS-TRは，日本オリジナルの親面接尺度であり，3歳から成人まで使用できる。ASDは年齢や発達により現れる症状が異なるため，評定項目は，幼児期，児童期，思春期・成人期の3つのライフステージに分けて作成され，それぞれカットオフ値が提案されている。全57項目から構成され，そのうち幼児期34項目，児童期33項目，思春期・成人期33項目である（一部共通の評定項目がある）。幼児期の症状が最も重かった時期（ピーク評定）と現在の行動について，「なし・多少目立つ・目立つ」の3段階で評定する。スクリーニングに主に使用するのはピーク評定であり，後述するASD診断のゴールドスタンダードであるADI-Rとの高い相関が報告されている（Ito et al., 2012）。児童期，思春期・成人期の現在評定は，スクリーニング目的に使用可能であるが，対象の支

援ニーズの把握により適している。PARS-TRは，実施時間が30〜60分と短く，臨床現場で使用しやすい。PARS-TRには23項目から構成される短縮版があり，より短時間（30分程度）で実施可能である。

　ASDの二次スクリーニング尺度は複数あり，どのように選択すればよいのか迷う読者も多いであろう。ここでは尺度の特徴に基づき，選択の際のポイントについて解説する。複数の情報源（例：本人，親，教師）から情報収集することが望ましいが，1つの尺度を選択する場合，まずは，面接や質問紙等いずれの形式を用いるのかを検討する。面接は実施に時間がかかるが，専門家評価による検査の精度は相対的に高くなる。親面接に基づく情報を得ることが可能な場合は，PARS-TRが最適であろう。質問紙形式を選択する場合，対象の年齢および知的／発達水準から実施できる検査を絞り込む。SCQは，原版の標準化サンプルの年齢の中央値は5歳（範囲4〜18歳）であり，低年齢の対象に適している。青年期・成人期の対象に使用する場合のカットオフ値は，改めて検討される必要がある。SRS2，AQはいずれもASD症状をディメンジョナルに評価する尺度であるが，前者は対人応答性に関する行動を詳細に把握できる。一方，AQは，自閉症の主兆候に加え，実行機能や中枢性統合など，認知特性も捉えることができる。SRS2は，大規模サンプルの一般母集団のデータに基づき男女別および評定者別に標準化されている点が最大の強みである。一方で，中〜重度の知的障害がある場合は，一部の言語コミュニケーションに関する項目に対する回答が難しい。SRS（4〜18歳）は，保護者評定と教師評定を併用した場合に，スクリーニング精度が高くなるため，併用が推奨される（Kamio et al., 2014）。SRS自己記入尺度，AQ成人用はその性質上，知的障害がなく（あったとしても軽度で）本人が回答可能な場合に適用できる。AQ成人用は2つの翻訳版があるため，適切なカットオフ値を参照する。このように，尺度はそれぞれ，その目的，実施法，開発の経緯などによって特性が異なる。尺度の内容を十分に理解した上で，発表されている尺度の精度（感度，特異度等）を考慮し，適切に使用することが求められる。

（2）ASDの診断・評価

　ASDの診断・評価の段階では，親面接および対象の直接行動観察を含めた

多角的なアセスメントが推奨されており，この目的で質問紙のみを用いることは決してない。対象の発達歴および現症を尋ねる親面接尺度には，ADI-R（Autism Diagnostic Interview-Revised：自閉症診断面接尺度改訂版, Rutter et al., 2003）およびDISCO-11（The Diagnostic Interview for Social and Communication disorders-Eleven Edition）があり，行動観察尺度には，ADOS-2（Autism Diagnostic Observation Schedule-Second Edition：自閉症診断観察尺度第2版, Lord et al., 2012），CARS2（Childhood Autism Rating Scale-Second Edition：小児自閉症評定尺度第2版, Schopler et al., 2010）がある。ADI-RとADOS-2は，ASD診断のゴールドスタンダードとされている。

ADI-Rは，親への半構造化面接法であり，所要時間は90〜150分である。2歳から成人までの対象に使用でき，発達早期および現在の行動特性や強みである能力など，DSMの診断基準に沿って対人コミュニケーション行動や反復的行動・限局した興味を中心に93項目[注]について詳細に尋ね，3〜4段階で評定する。面接の結果からは，診断の年齢依存性を考慮して作成された，「2歳0か月〜3歳11か月」，「4歳0か月以上」のいずれかの診断アルゴリズムを用いて，「ASD」「非ASD」の診断分類が導かれる。他に，現在症アルゴリズムがあり，「2歳0か月〜3歳11か月」，「4歳0か月〜9歳11か月」，「10歳0か月以上」のいずれかを用いて，現在の症状程度を把握することができる。

DISCO-11は，親への半構造化面接法であり，所要時間は約3時間である。乳幼児から成人まで使用できる。DISCOはASDの診断根拠とする行動特性に限らず，ADHDやLDなども含めた幅広い発達や行動特性の評定を行うことが特徴の1つである。設問項目は約300あり，現在と過去のピーク時について評定する。DISCOは発達歴と現症の記述および支援プログラムの作成に必要な情報を系統的に得ることを目的としており，ADI-RやADOS-2のような診断アルゴリズムは存在しない。得られた情報を総合してDSMやICDに照らし合わせて総合的な臨床診断を行う。

ADOS-2は，本人の検査中の行動を直接観察する検査である。5つのモジュールがあり，年齢と言語水準に応じて使用するモジュールを選択する：乳幼児モジュール（無言語〜1，2語文レベルで12〜30か月の幼児），モジュール1（無言語〜1，2語文レベルで31か月以上の児），モジュール2（動詞を含む3語文

以上〜流暢に話さないレベルの子ども），モジュール3（流暢に話すレベルの子ども／青年前期），モジュール4（流暢に話すレベルの青年後期／成人）。所要時間は30〜50分である。あらかじめ決められた検査用具や質問項目を用いて，対人コミュニケーション行動を最大限に引き出すように設定された半構造化面接を行い，検査中の行動を直接観察する。3〜4段階で評定した結果をもとに診断アルゴリズムを用いて「自閉症」，「自閉症スペクトラム」，「非自閉症スペクトラム」（乳幼児モジュールでは懸念の程度：中度〜重度の懸念，軽度〜中度の懸念，ごくわずかな懸念）のいずれかに診断分類できる。モジュール1〜3では，診断分類以外に，ADOS-2比較得点（得点範囲1〜10）が求められる。これは，検査中に観察された対象の全体的なASD症状の程度について，同じ生活年齢および言語水準のASD児と比較する手段である。年齢や言語水準の影響を受けずにASD症状の重症度を把握することができる。

　CARS2は，旧来のCARS（Schopler et al., 1980）に親評定式質問紙（Questionnaire for Parents or Caregivers : CARS-QPC）と高機能用（CARS2-High Functioning Individuals : CARS2-HF；6歳〜成人；IQ80以上）が追加され，旧来のCARSはCARS2スタンダードバージョン（CARS2-Standard Version : CARS2-ST）と呼ばれる。年齢と知的障害の程度によってCARS2-STとCARS2-HFを使い分けることができる。いずれも15の評定項目から成り，CARS2-QPCの結果と行動観察を総合して，各評定項目について行動の重症度を7段階で評定する。結果からは自閉症かどうかを判断でき，さらに自閉症の重症度を評価することができる。

（3）アセスメントツールのカットオフ値が意味するもの

　アセスメントツールでは，見逃しをできるだけ少なく（感度が高いこと），また正しく診断すること（特異度が高いこと）を目指して，推奨されるカットオフ値が決定される。しかしながら，この2つはトレードオフの関係にあり，両方の確率を同時に高めることは難しい。したがって，これらのバランスおよびアセスメントツールの使用目的等を考慮して，最適なカットオフ値が選択される。スクリーニング段階，特に一次スクリーニングでは，できるだけ見逃しを少なくすることが重視されるために，実際にはASDではないのにカットオフ

値を超える可能性が高くなる。一方，診断・評価の段階では誤診を避けるため，実際にASDであっても症状が軽度の場合にはカットオフ値を下回る可能性もある。このようにアセスメントのレベルに応じて，カットオフ値の設定目的が異なることに留意して使用する。

　副次的なカットオフ値が設定されている尺度もある。ADI-Rでは，通常の診断アルゴリズムの他に，3領域中2領域でカットオフ値を1～2点下回った場合もASD診断の範疇とみなすというボーダーラインカテゴリーが提案されている（Risi et al., 2006）。また，SRS2では，ASD閾下症状を有する群（T得点60～75点）を同定することができる。

　ASD症状は連続的であるため，カットオフ値の境界領域の得点を示す対象に対しては，用いる尺度のアセスメントのレベルを考慮して慎重に解釈を行う。そして，最適な臨床診断のためには，単一のアセスメントツールに頼ることなく，包括的な検査バッテリーで得られた情報を総合的に判断する。

3 包括的な検査バッテリー

　ASDの診断および支援を考える場合，アセスメントツールの目的，対象，内容をよく理解した上で，包括的な検査バッテリーを組み，対象者の全体的な特徴を把握することが重要である。対象の発達／知的水準や能力の強みと弱みの把握は，対象の理解や支援の大前提であり，発達／知能検査は必須の検査バッテリーである。能力プロフィールの偏りを把握するためには，DQ／IQなどの総合的な指数だけではなく，領域別の指数が得られる検査（例：新版K式発達検査，WISC-Ⅳ知能検査，WAIS-Ⅲ知能検査）が望ましい。ASDのこだわりは，本人や家族の生活機能に支障をきたす場合も少なくなく，より詳細なアセスメントには，RBS-R（Repetitive Behavior Scale-Revised：反復的行動尺度修正版，Bodfish et al., 2002, 稲田ら, 2012 ; Inada et al., 2015）が利用できる。RBS-Rは，全43項目6下位尺度（常同行動，自傷行動，強迫的行動，儀式的行動，同一性保持行動，限局行動）から構成され，年齢・知的水準を問わず使用できる4件法の他者評定式尺度である。こだわり行動を包括的に重症度評定できる尺度の1つである。また，ASDでは高い知能が良好な適応を意味するわ

けではなく，適応水準の向上は重要な支援目標であることを考えると，日常生活の適応行動を把握する目的で,日本版Vineland-Ⅱ適応行動尺度（Vineland Adaptive Behaivor Scale-Second Edition : VABS-2 ; Sparrow et al., 2005, 辻井ら，2014）などを利用することが望ましい。ASDの理解・支援の上では，発達／知的水準，ASD症状，適応水準のアセスメントが必須の検査バッテリーと考えられる。

さらにASDは，他の発達障害がオーバーラップしたり精神疾患を合併する場合が多いため，必要に応じてそれらのアセスメントに特化した尺度を検査バッテリーに加える。これらの尺度の詳細は他稿に譲るが，対象の包括的な理解と支援のために，適切な検査バッテリーを組むことが肝要である。

上述したような標準化された量的アセスメント（フォーマルなアセスメント）以外に，家族関係や生活環境も含め，一般的な面接や行動観察，学業成績などを通した質的アセスメント（インフォーマルなアセスメント）が必要である。また，気質やパーソナリティなどの把握も重要である。このように，包括的なアセスメントが実際の支援方針を策定するためには不可欠である。

4 実際的な支援のために

支援に際しては，特性に対する親や本人自身の理解が重要な鍵となるが，アセスメントのプロセス自体が親や本人の気づきや理解を促す貴重な機会となることを忘れてはならない。その中で子どもの行動や発達過程について振り返り，我が子の理解を深めることができたと言及する親は少なくない。日頃の面接で，親が抱いている心配や困りごとに焦点化しがちであるが，アセスメントを通して系統的に子どもの行動を現在と過去に分けて尋ねられることにより，我が子の全体像および成長や変化に改めて気づくことができる。本人の面接についても同様であり，自分の強みや弱みに気づくきっかけとなりうる。得られた情報を基にどう支援につなげるかということはアセスメントの重要な目的であるが，情報収集するプロセス自体も本人や家族の心理教育の一部となる。また，親面接の結果と本人の行動観察の結果に乖離があるかどうかも親あるいは本人の行動への気づきや理解の程度を把握するための参考にできる。

面接者は，アセスメントの際には具体的なエピソードを多く引き出すあるいは記述することに注力する。「○○の場面では，□□ができた」，「△△の場合は，××ができない」といったエピソードには支援の手がかりが多く含まれている。条件つきでできる／できない場合は，その条件を十分に理解し，環境および支援の量を調整することで，成功体験につなげることができる。アセスメントツールに3〜4段階の評定が用意されているのは，どのような行動がどの程度できるかを段階的に捉えるためであり，その評定は常に具体的なエピソードから導く。加えて，情報処理スタイルも含めた強みや弱み，興味を理解することを念頭において面接を行うことが支援方針策定の際に有益である。

5　療育・介入の効果判定の指標

　アセスメントの結果は，療育・介入の効果判定の指標として用いることができる。その際，ADOS-2では，診断分類を導くためのアルゴリズム合計得点ではなく，ADOS-2比較得点を用いることが推奨される。ADOS-2比較得点とは，検査中に観察された対象の全体的なASD症状の程度について，同じ生活年齢および言語水準のASD児と比較する手段であり，モジュール1〜3で求めることができる。これにより，年齢や言語水準の影響をできる限り除いてASD症状の経時的変化を把握することができる。SCQ，PARS-TR，CARS2，ADI-R（10歳0か月以上で発語のない場合を除く）では，現在評定が効果判定の指標として使用できる。SRS2，AQ，AQ児童用，RBS-Rは，もともと所定の症状をディメンジョナルに評価するために作成された尺度であり，療育・介入の効果判定指標として適している。特にSRS2は，T得点が求められることから，個人内における変化だけでなく，一般集団内における位置に関する経時的変化も捉えられるのは大きな利点と言えよう。

6　まとめ

　アセスメントツールは，よく誤解されるが，単に「診断」を補助するために用いられるわけではない。量的に数値化し，カットオフ値をリスク判断の目安

にできる点は，尺度の有する大きなメリットであり，支援を開始するために最も有効に活用されうるものである。しかし，それは尺度の持つ1つの側面にしか過ぎず，長い時間をかけて得られた詳細な情報は，個人の生活の質を高めるために最大限に利用されるべきである。ASDの特性は，強みにも弱みにもなりうる。アセスメントツールを使用する最大のメリットは，個人の弱みを補い，強みを伸ばすようなASD特性の活かし方に関する情報を得ることができる点にある。アセスメントは，支援を開始する第一歩であり，支援と一体化したアセスメントのためには，定期的にアセスメントを実施し，支援の効果を不断に検証し，その時点のニーズに応じた支援方法を再検討するというプロセスを繰り返すことが肝要である。

※注　SCQおよびADI-Rの日本語版では，日本語文化には該当しない「人称代名詞の反転」の項目に関して，それぞれ回答欄が削除されたあるいはあらかじめ「8（非該当）」が印字されたため，実際に使用する項目はそれぞれ39項目，92項目となっている。

【引用文献】

American Psychiatric Association. 2013. *Diagnostic and Statistical Manual of Mental Disorders: DSM-5*, Amer Psychiatric Pub.（日本精神神経学会監修（2014）．DSM-5精神疾患の診断・統計マニュアル．医学書院）

Baron-Cohen, S. et al. (2006). The autism-spectrum quotient-adolescent version. *J Autism Dev Disord*, 36, 343-350.

Baron-Cohen, S. et al. (2001). The autism spectrum quotient (AQ): evidence from Asperger syndrome/high functioning autism, males and females, scientists and mathematicians. *J Autism Dev Disord*, 31, 5-17.

Bodfish, J.W. et al. (2000). Varieties of repetitive behavior in autism. *J Autism Dev Disord*, 30, 237-243.

Constantino, J. L. (2012). *Social Responsiveness Scale-Second Edition (SRS-2)*. Los Angeles, CA: Western Psychological Services.

Inada, N. et al. (2015). Psychometric properties of the Repetitive Behavior Scale-Revised for individuals with autism spectrum disorder in Japan. *Res Autism Spectrum Disord*, 15-16, 60-68.

Inada, N. et al. (2011). Reliability and validity of the Japanese version of the Modified Checklist for Autism in Toddlers (M-CHAT), *Res Autism Spectrum Disord*, 5, 330–336.

稲田尚子，ほか（2012）．日本語版反復的行動尺度修正版（RBS-R）の信頼性・妥当性に関する検討．発達心理学研究, 23, 123-133.

Ito, H. et al. (2012). Validation of an Interview-Based Rating Scale developed in Japan for Pervasive developmental disorders. *Res Autism Spectrum Disord*, 6, 1265-1272.

Kamio, Y. et al. (2013). Quantitative autistic traits ascertained in a national survey of 22,529 Japanese schoolchildren. *Acta Psychiatrica Scand*, 128(1), 45-53.

Kamio, Y. et al. (2014). Utility of teacher-report assessments of autistic severity in Japanese school children. *Autism Res Treat* ,2013, 373240. doi: 10.1155/2013/373240.

Kurita, H. et al. (2005). Autism-Spectrum quotient-Japanese version and its short forms for screening normally intelligent persons with pervasive developmental disorders. *Psychiatry Clini Nuerosci*, 59, 490-496.

栗田 広, ほか（2004）．自閉症スペクトラム指数日本語版（AQ-J）のアスペルガー障害に対するカットオフ．臨床精神医学, 33, 209-214.

Lord, C. et al. 2012. *Autism Diagnostic Observation Schedule, Second Edition*. Los Angeles, CA: Western psychological services.

Nishiyama, T. et al. (2014). Comprehensive comparison of self-administered questionnaires for measuring quantitative autistic traits in adults. *J Autism Dev Disord* , 44, 993-1007. doi: 10.1007/s10803-013-2020-7.

PARS 委員会．2013.広汎性発達障害自閉症スペクトラム障害評定尺度テキスト改訂版 (Pervasive Developmental Disorders Autism Spectrum Disorders Rating Scale-Text Revision ; PARS-TR). スペクトラム出版社．

Risi, S. et al. (2006). Combining information from multiple sources in the diagnosis of autism spectrum disorders. J *Am Acad Child Adolesc Psychiatry*. 45, 1094-103.

Robins, D. L. et al. (2001). The modified checklist for autism in toddlers: an initial study investigating the early detection of autism and pervasive developmental disorders. *J Autism Dev Disord*, 31, 131-144.

Rutter, M. et al. 2003. *The Social Communication Questionnaire*. Los Angeles, CA: Western psychological services. （黒田美保，稲田尚子，内山登紀夫監訳（2013）．SCQ 日本語版マニュアル．金子書房）

Rutter, M. et al. 2003. *Autism Diagnostic Interview-Revised*. Los Angeles, CA: Western psychological services. （土屋賢治，黒田美保，稲田尚子監修（2012）．ADI-R 日本語版マニュアル．金子書房）

Schopler, E. et al. (1989). Toward objective classification of childhood autism: childhood *autism rating scale (CARS)*. *J Autism Dev Disord*, 10, 91-103.（佐々木正美訳（1980）．CARS 小児自閉症評定尺度．岩崎学術出版）

Schopler, E. et al. 2010. *Child Autism Rating Scale, Second Edition*. Los Angeles, CA: Western psychological services.

Sparrow, S. et al. (2005). *Vineland Adaptive Behavior Scales, Second Edition (Vineland™-II)*. Livonia, MN: Pearson Assessments. （辻井正次，村上隆監修，黒田美保，伊藤大幸，萩原拓，染木史緒監訳（2014）．Vineland-Ⅱ適応行動尺度．日本文化科学社）

Takei, R. et al. (2014). Verification of the utility of the social responsiveness scale for adults in non-clinical and clinical adult populations in Japan. *BMC Psychiatry*, 14, 302. doi:10.1186/s12888-014-0302-z.

Wakabayashi, A. et al. (2007). The Autism-Spectrum Quotient (AQ) Children's version in Japan: a cross-cultural comparison. *J Autism Dev Disord*, 37, 491-500.

Wakabayashi, A. et al. (2006). The Autism-Spectrum Quotient (AQ) in Japan : across-cultural comparison. *J Autism Dev Disord*, 36, 263-70.

2 注意欠如・多動症（ADHD）の アセスメント

田中康雄

1 ADHDについて

（1）歴史的推移

　注意欠如・多動症（Attention-Deficit/Hyperactivity Disorder : ADHD）とは，不注意，多動性，衝動性という特性が持続的に存在して日々の生活に支障を来す，発達期に発症する障害の一つである。

　1845年，ドイツの精神科医 Heinrich Hoffman の描いた絵本『もじゃもじゃペーター』（ホフマン，1985）が嚆矢と考えられる ADHD の歴史は，1900年代の脳損傷の時代，60年代の多動性の時代，70年代の不注意の時代を経て80年代に診断分類的検討がなされ，90年代より成人の ADHD へと関心が広がり，2000年からは生物学的探求と学際的対応の時代へと推移して来ている。

（2）診断基準

　これまで長く使用されてきた DSM-Ⅳ-TR（2000）では「通常，幼児期，小児期，または青年期に初めて診断される障害」に分類されてきた ADHD が，2013年刊行の DSM-5 により神経発達障害群，いわゆる発達障害の一つとして位置づけられた。症状の柱である多動性，衝動性または不注意は，一般の子どもたちにも日常的に認められる。「特異的症状」と認識されるには，発達の水準に不相応で，社会的，学業・職業的になにかしら悪影響を及ぼすほどの言動である必要がある。

　DSM-Ⅳ-TR から DSM-5 における大きな変更点は，以下の諸点となる。

①神経発達障害群に位置づけられた。
②発症年齢がこれまでの7歳以前から,「12歳になる前から」と変更された。
③症状必要項目は不注意9項目中6項目以上, 17歳以上の青年成人期では5項目以上, 多動性・衝動性も9項目中6項目以上, 17歳以上では5項目以上と, 加齢によって必要項目数が減少された。
④混合型, 不注意優勢型などのサブタイプの代わりに, 過去6ヶ月間の症状の特性により「存在」と表現する。
⑤自閉スペクトラム症との併存が認可された。

(3) 症状の変遷

　ADHDは生涯にわたる障害であるが, 極めて多様かつ相互的な関与により基本障害に加えて様々な情緒・行動上の問題が負荷される可能性を持っている。併存障害については, ADHDと診断された青年の精神科的共存障害に注目したGreydanus（2005）が, ADHDと診断された一人の青年に何かしら1つの精神科的共存障害を認める場合が44%, 2つ以上が32%, 3つ以上が11%あると報告している。一般には, チック症群や自閉スペクトラム症などの発達障害, 反抗挑発症や素行症といった秩序破壊的・衝動制御・素行症群, レストレスレッグ症候群（むずむず脚症候群）などの睡眠－覚醒障害群, 強迫症および関連障害群, 物質関連障害群, 不安症群, 抑うつ障害群など多岐に渡る。
　以下は, 筆者の臨床経験によるライフステージごとの症状変遷である。

①乳幼児期

　診察室での聞き取りからは, 歩き始めが10ヶ月から1歳と早く, 言葉の出始めがやや遅いが3歳の健診では逆に「おしゃべり」と判断されやすい。日常生活ではよく泣いて, なだめることが難しい, 睡眠障害（眠たくてふらふらになっていてもなかなか眠ろうとしない）がある, 食事が習慣化しにくく, 偏食傾向が目立つ, ともかくじっとしてないということで,「しつけがなっていない子」と見なされやすい。すなわち, 育てにくく, 目が離せなく, 周囲から良い評価を得られにくい時期である。しかし, 4歳以前の非常に多様な正常範囲の行動から区別することは困難である（APA, 2013）。

②幼稚園・保育園時代

　多動さ，不注意さ，口より手が早いといった衝動性は，言うことを聞かない子ども，乱暴な子ども，慎重さに欠ける子どもとして，集団生活の和を乱す。周囲の大人たちは，何度も注意し叱責し，時にあきれ果ててしまう。

　親は，この頃，周囲の同年代の子どもたちとわが子の言動を比較し，その違いに気づき始める。同時に日常生活では，わが子の言動に叱責し続けるなか，自責的あるいは強く疲弊している。

③学童期

　子どもたちと親が最も辛い経験をし，学校側の対応が厳しく問われる時期である。ADHDの主症状は，規律ある生活が強いられる学校生活の営みを阻害する。授業中，先生の話に集中できず大きな声をあげる，何度も離席する，指名される前に質問に答える，些細な事で声を荒げる，衝動的に手が早く出てしまう，課題に最後まで取り組めず投げ出してしまう，物をなくしやすい，小学4年生頃からは周囲から無視され，直接名指しでからかわれやすく，孤立しやすく，学習に取り組めず投げやりになる，などの特徴を認めることが多い。

　日常生活のなかで親はイライラし，無力感に追い詰められ，子ども当人は対人関係のつまずきや学習不振から徐々に自信を失いやすい。

④思春期

　大人との衝突しやすさの程度が激しい。一方で，多動性は影を潜め，衝動性，集中困難が強く認められる。日常ではかっとしやすく，不満を相手にぶつけやすくなる。学習不振から意欲の低下，無気力となり，同時に円満な友人関係が築きにくく，孤立あるいは不良グループに勧誘されることもある。

　自尊感情の低下，抑うつ気分として認められる情緒的問題や，かんしゃく，怒り，暴力，非行といった社会的に問題視される言動が見られることもある。

⑤青年期・成人期

　この時期以降は，不注意と衝動性に加え，二次的問題が最大の焦点になる。大学生活や就職先でつまづくことが少なくない。日常生活では仕事が続かない，

精神的な不調感を訴えやすい，アルコールその他の薬物を濫用しやすい，言葉で表現することがうまくできず誤解されやすい，整理整頓ができない，忘れっぽい，計画自体を失敗しやすい，物をなくしやすい，人に頼りすぎる，複数の案件を覚えるのが苦手で仕事を予定通りに始め終了することができないといった生活上でのつまづきが継続し，理解者が少なくより孤立していく。

失敗感，達成感のなさから物質関連障害群，不安症群，抑うつ障害群などの状態を示し精神科外来を訪れる。しかし，成人期に初めて受診した場合は，ADHDの基礎障害に気づかれないと，別の精神障害として診断治療されることもある。

2 ADHDのアセスメント

アセスメントとは，「有効な諸決定を下す際に必要な，患者についての理解を臨床家が獲得していく過程」(Korchin, S, J. 1976)である。そのためには，(半)構造化面接，テストからの客観的なアセスメント（フォーマル）と，相手の特質への配慮や経験の積み重ねから精製されてきたプロトタイプの内的検証と避けがたい主観的判断からのアセスメント（インフォーマル）がより合わせられる必要がある。こうした包括的アセスメントを繰り返し行いながら生活の応援をし続ける。

（1）初回面接

診察室で向き合うという出会いの前に，待合室の様子なども観察しておくと，自由な空間でのちょっとしたやりとり（個人の言動と親子関係）を診ることができる。入室からの動作，表情，動き，体の使い方，部屋にあるおもちゃやモノへの関心の示し方，同伴した親やきょうだいとの関わり方，初対面である医師への心的距離感（緊張，不安の度合い）話しかけへの反応，質問の返答の仕方や内容（意味のとらえ方，話の展開，広がり方），その子の心情への近づき（やすさ，にくさ），非言語的に伝わってくる雰囲気などに注意する。これらはいわゆるインフォーマルなアセスメントである。

初回面接でもっとも重要なことは，次回に繋がる面接を心がけることである。

そもそも，面接で子ども本人と家族を同席させるかどうかは議論がある。筆者は最初に家族同伴の上で，子どもに相談にきた理由を尋ねる。どういった説明や打ち合わせでここまできてくれたかということを，子ども本人がどのように理解しているかを大切にしたい。ここで自分が抱えている課題を打ち明けることは少ない。それでも，なにかしら自分にある漠とした問題について注目されていると感じてはいるだろう。筆者はその相手に，なにかをあばき晒すことではなく，保護的に支え応援したいというこちら側の思いを伝えることに全力を注ぐ。適度に相手の話題に同調しながら，災いをもたらす敵ではないことを伝える。

当事者との会話で上記の目的をある程度果たしたあとは，深追いせずに席を外してもらい，親と向き合う時間を作る。時に子どもが不在中になにを言われるかを警戒して席を外そうとしないこともある。その場合は，スタッフに別室で遊んでもらうよう誘ってもらうか，親の心情を量りながら，次回親だけに来てもらう日程を約束するか，同席で話を進めて良いかを尋ねるようにしている。

わが子にADHDがあると思われる場合，当事者である子どもよりも，身近な家族，特に母親が途方にくれ，自責的あるいは他罰的になっていたり，心身共に疲弊していることが少なくない。そのために受診したといっても過言ではない。まず疲れ切った親をねぎらうことを心がける。同時に子どもの育ち，成長を明らかに伝えることも心がける。親には，今もっとも困っている事柄を尋ね，その心情を推し量りつつ，そのなかで日々の生活を送られていることに敬意を表し，ねぎらう。日々の苦労から最近の困りごとを聴き，それがいつ頃までにさかのぼれるか，苦労の軌跡を聴く。このあたりは，同席した子どもも，いつものことと思い，「そうか，このことがここで相談されることだったのか」と思ってか，改めて会話に参加したり，自ら席を外したりする。

初回面接では，ご苦労様，よく一人で，よく家族だけでここまでがんばれましたという言葉が贈れれば良い。時に，そのなかでささやかな成長を伝えられる過去からの変化に出会えると，「その時期に大きく成長したのですね」というような話になることもある。せめて過去の様子と照らし合わせて「じゃあ，今の彼を診ていると，ずいぶんな変化ですね」と明るく相の手を挟めば，同席している子どももほんの少し誇らしげな表情をしてくれる。

親も子どもも非常に緊張が強い，あるいは親がとても疲れ切っている場合は機械的に発達歴を聴くこともある。あまりにも日々の苦労が大きく，今に焦点が当てられそうもないと思えるので，客観的な情報蒐集に専念する。

初回面接の最後に今後の見通しを伝える。もう少しご家族からお話しを聞かせてもらう，子どもの発達検査を予定する，通っている園や学校からの情報蒐集をどうするか（園や学校と連携を取りたい家族と，できればしばらくは黙っていたいと思っている家族がいる）を尋ね，もっとも抵抗の少ないものから始める。検査などを行う場合，席を外してもらった子どもには，次は別のスタッフと会ってもらうこと，嫌なことはしないことなどを告げて許可をもらう。

（2）鑑別診断

面接を通して，障害特性，診断基準に該当するか否かを判定するが，同時に，鑑別作業を行う。この子どもの多動さ，不注意傾向，衝動性が年齢不相応か否かを検討する。DSM-5 でも 4 歳以前の判断は難しいと述べている。おそらく一定の規範，ルールのある生活を強いられたときに逸脱の判別がつく。活発元気な子どもとは，時と場所と状況を判断し，言動を自己制御できる。同時に，おそらく総合的な生活能力が高い，あるいは知的能力障害群の子どもの場合は，提示される生活が退屈あるいは困難過ぎて，場に応じて多動さ，不注意傾向，衝動性が目立つこともある。好きな刺激，あるいは知的に妥当な刺激に対する取り組み方で鑑別は可能となる。

高機能の自閉スペクトラム症も，過集中と集団不適応が見られるが，他者配慮，折り合いの付け方（どうしても没交渉，自己中心的になりやすい）で鑑別できる。また，新規場面における警戒心の強さや恐怖，不安感といった怯えや緊張感は自閉スペクトラム症に，同じ場面における挑戦的かつ積極的な取り組み方は ADHD に見られやすい。この不安からのドキドキ感（時に固まることもある）と，楽しみからのウキウキ感（時に逸脱することもある）とで両者が鑑別できる。

一方，警戒心の強さや恐怖，不安感や挑戦的かつ積極的な取り組み態度は，被虐待児にもある。これは反応性アタッチメント障害や脱抑制型対人交流障害と診断される。心的外傷やストレスへの強い暴露の有無を聴き取ることと，子

ども側にある一貫しない対人関係の取り方，あるいは根深い対人不信感を感じることで判断できる。かんしゃくや，攻撃性が強い場合，反抗挑発症や素行症，間欠爆発症が，ADHDと合併する可能性がある。その場合は拒絶感や敵意を確認するべきである。

他には，心配ごとや不安から注意が散漫となる不安症群や抑うつ症状による集中困難，軽躁状態からの気分の転導性もあるが，これらは病相期だけに見られることで鑑別できる。

いずれにしても鑑別は容易ではない。急ぎすぎることなく，常に行きつ戻りつしながら検証すべきである。

(3) フォーマルなアセスメント

時間的簡略化のために，あるいは聞き漏らしのないように，初回面接前に調査票のようなもので成育歴を記入してもらうことは避け，面接のやりとりで聴き取ることを勧めたい。ダイナミックな出会いを大切にしたい。

知的能力については，ウェクスラー検査が有用であろう。情緒面についての点検は，発達障害のあることで，攻撃性が強い場合や，自己評価や自己価値感を落としている子どもが少なくないため，P-Fスタディや文章完成テスト，さらに描画テスト（バウムやHTPテスト）が有用となる。時に，より包括的アセスメントとしてロールシャッハテストを行う場合もある。これらの検査は，実施する心理士と当事者が改めて面接を行い，関係性を重視し，明確な目的のもと，実施後には今後の生活の糧になるフィードバックを必須とする。

ADHDの診断を補完する視点として，行動評価スケールを活用する。現在わが国でADHDに特化したもので使用できるものは，DSM-IV-TRに準拠した18項目のスケールからなるADHD評価スケール日本語版（ADHD-RS-IV）とコナーズの評価スケール（Conners 3），そしてコナーズの成人期のADHD評価尺度（Conners Adult ADHD Rating Scale：CAARS）である。この3つの評価尺度の詳細は，書籍『発達障害児者支援とアセスメントのガイドライン』（辻井監修，2014）を参照して欲しい。

5～18歳を対象として，家庭版と学校版の二種類があり，DSM-IVの診断基準項目に準拠した18項目からなるADHD-RS-IVは，その日本語版でも信頼

性と妥当性が検証され，近々日本語版のスコアシートが公表される。利点は，診察場面で捉えられないことが明らかになる，薬物や関与の有効性の有無がわかることであろう。

　Conners 3 日本語版は，保護者 110 項目，教師 115 項目，青少年本人 99 項目からなる Conners 3 標準版を翻訳したものである。対象年齢は，保護者および教師が評価する対象年齢は 6 〜 18 歳，青少年本人による自己報告では 8 〜 18 歳で，所要時間は 30 分前後と考えてよい。機械的に採点・転記していくと，妥当性，コナーズ 3 の主要因，ADHD 不注意，ADHD 多動性－衝動性，ADHD 混合型，素行障害，反抗挑戦性障害といった DSM-Ⅳ-TR の症状，機能障害，コナーズ ADHD，コナーズ 3 総合指標という指標，不安，抑うつといったスクリーニング項目，問題行為の危険性項目などのアセスメントができるように構成されている。利点としては，日本版の ADHD-RS よりは，多面的な情報が得られるので，他職種の連携・支援の役割は明確になることだが，回答項目が非常に多く，得た結果をどのように臨床に役立てるかが課題である。この点に関しては，『コナーズの評価スケールの臨床適用と解釈事例』（Sparrow, E. P, 2010）が有用となる。

　コナーズの成人期の ADHD 評価尺度（Conners Adult ADHD Rating Scale : CAARS）も日本語版がある。18 歳以上の成人を対象に，本人用と家族用の 2 種類があり，DSM-Ⅳの診断基準を基に 66 項目の質問から構成されている。利点はやはり簡便さにあるが，本人用の場合，協力的か否かで回答に信頼性に差が生じる。その場合は，矛盾指標で判断するようになっている。

　いずれにしてもこうした行動評価スケールは，あくまでも評価者の主観であり，その結果を数値だけで診断できるようなものではないことに注意する。補助的に活用すべきものであることは言うまでもない。

3 おわりに

　ADHD の症状特性を述べ，「有効な諸決定を下す際に必要な，患者についての理解を臨床家が獲得していく過程」（Korchin, S, J. 1976）という視点で，ADHD における臨床的アセスメントについて述べた。

この臨床的アセスメントは，医療者，関係者，家族が患者の日々を応援し支えるために，日々更新しながらも共有される必要がある。そのため，われわれは，それぞれの現場でのみ通用する専門的かつ生硬な用語を使用せず，日常的で，誤解されない言葉を使い，だれの心にも響き，届く表現力を身につける努力をし続けるべきである。

　日々に役立つ営みの創造に寄与することなく，当事者にとって痛みが多い面接や検査を強いるべきではない。臨床的アセスメントの責務である。

【引用・参考文献】

American Psychiatric Association(2000). *Diagnostic and Statistical Manual of Mental Disorders, Fourth Edition, Text revision: DSM-IV-TR*, APA.（高橋三郎，大野裕，染矢俊幸訳（2004）．DSM-IV-TR——精神疾患の診断・統計マニュアル新訂版．医学書院）

American Psychiatric Association(2013). *Diagnostic and Statistical Manual of Mental Disorders: DSM-5*, Amer Psychiatric Pub.（日本精神神経学会監修（2014）．DSM-5——精神疾患の診断・統計マニュアル．医学書院）

Conners, C. K. (2008). *Conners 3rd edition manual*. Toronto, Ontario, Canada : Multi-Health Systems.（田中康雄監訳，坂本律訳（2011）．Conners3日本語版マニュアル．金子書房）

DuPaul, G, J., Power, T, J., Anastopoulos, A, D., & Reid, R. (1998). *ADHD Rating Scale-IV: Checklist, Norms,and Clinical Interpretation*. The Guilford Press.（市川宏伸，田中康雄監修,坂本律訳(2008)．診断・対応のためのADHD評価スケール　ADHD-RS(DSM準拠)，チェックリスト，標準値とその臨床的解釈．明石書店）

Greydanus, D, E. (2005). *Pharmacologic treatment of attention-deficit hyperactivity disorder*. Indian J Pediatr, 72(11), 953-60.

Hill, J. C., & Schoener, E. P. (1996). Age-dependent decline of attention deficit hyperactivity disorder. *The American journal of psychiatry*, 153, 1143-1146.

ハインリッヒ・ホフマン（著），ささきたづこ（訳）（1985）．もじゃもじゃペーター．ほるぷ出版．

Korchin, S. J. (1976). *Modern clinical psychology. Principles of intervention in the clinic and community*. Basic book, Inc.（村瀬孝雄監訳（1980）．現代臨床心理学——クリニックとコミュニティにおける介入の原理．弘文堂）

Sparrow, E. P. (2010). *Essentials of Conners Behavior Assessments*. John Wiley & Sons, Inc.（田中康雄監訳,坂本律訳(2013)．コナーズの評価スケールの臨床適用と解釈事例—— コナーズ3　コナーズCBRS　コナーズEC．金子書房）

辻井正次監修（2014）．発達障害者支援とアセスメントのガイドライン．金子書房．

3 学習障害(LD)のアセスメント

宇野　彰

1 学習障害の定義

　医学界においても教育界においても，学習障害（LD）の定義は変遷している。米国精神医学会の定義の内容がDSM-Ⅳ-TR（2000）からDSM-5（2013）に変更され，名称もLearning DisordersからSpecific Learning Disorder（限局性学習症，限局性学習障害）に変更されている。一方，教育界の定義である文部科学省の定義（1999）や，その元となっている米国LD連携協議会：NJCLD（1990）の定義についてはまだ変更する予定はないようである。医学界ではLearning Disorder，教育界ではLearning Disabilityと表記されているように，定義の内容も多少異なる。DSM-5や，WHO（世界保健機構）の定義であるICD-10では，年齢やその子どもが有する知能に比べて，読み，書きや，算数（計算）などの学習到達度が低い（乖離している）という考え方に基づいている。「読み」とは基本的には文字や文字列から音や音韻列への変換（decoding）過程に関して述べられていた。すなわち，音読や音韻化された黙読などのことである。

　DSM-5では，DSM-Ⅳでの内容に加えて，音読できても意味を理解できない症状についてもLDに含めている。この症状を呈する群は，脳損傷後の後遺症として生じる後天性失読における表層性失読（surface dyslexia）と分類されている群であり，発達障害の中の読みの障害分類についても成人例での分類に対応してきた形と解釈できる。そして，このような症状を呈する発達障害は，言語性意味理解障害を呈するSLI（特異的言語障害：Specific Language Impairment）と呼ばれている群の一つの症状でもある。定義が変わってきて

いる以上，アセスメントについても対応を考慮すべきであろう。

一方，NJCLDや文部科学省の定義では，医学界の定義で記述されている読み，書き，算数（計算）に，話す，聞く，推論力が加わっている。教育界の方が学習障害を広くとらえている。「話す，聞く」の障害は，上述のSLIの症状の一つと考えられ，教育界と医学界の定義が近づいてきていると思われる。医学界，教育界ともに環境要因による学習の遅れを除外している点は共通である。文部科学省での定義では知能が正常であることが条件だが，NJCLDでは，条件に入れてはいない。一方，LDというカテゴリではないが，発達性ディスレクシア（発達性読み書き障害）に関して，国際ディスレクシア協会では，音韻障害のみにしか言及されていないが，認知障害が背景にあることを明確にしている。環境要因が除外されていることになる。

以上をまとめると，LDのアセスメントには，年齢相当の知能に比べて読み書きの習得度もしくは言語発達の到達度が低く，その差は乖離という表現ほどの差があること，そして練習をしないから習得度が低い，という環境要因による学習の遅れを排除するために読み書きに関しては文字習得に必要な認知能力を測定することが必要に思われる。この年齢相当として期待される知能水準との差を重視する診断評価法は乖離理論と呼ばれている。乖離理論に対立する概念としてRTI（Response to Intervention）がよく引用されているが，RTIは基本的には障害であろうとなかろうと問題があれば支援や介入をするという考え方である以上，診断されていなくても支援や介入をしてよいはずであり，教育界においては乖離理論に基づく診断と，RTIによる考え方を基本にした支援や介入とは並立できるように思われる。

2 学習障害の下位分類と出現頻度

日本においては，知能が正常である計算障害の出現頻度は報告されていない。一方，発達性読み書き障害の出現頻度は，読みに関して，ひらがなで0.2%，カタカナで1.4%，漢字で6.9%，書字に関してはひらがなで1.8%，カタカナで3.6%，漢字で6.0%と報告されている（Uno et al., 2009）。SLIの出現頻度は，宇野らによれば約1%と報告されている。一方，文部科学省の定義にある推論

力のみの障害例はまだ報告されていないのではないかと思われる。

3 学習障害の診断評価のために必要な考え方と検査

　現在，日本では確立された学習障害の診断評価法はまだないが，定義から考えれば，①知能検査，②読み，書き，言語発達，計算などの習得度，および環境要因を排除するための③要素的な認知検査などを組み合わせて行うことになる。

　はじめに，全般的知能を測定する。文部科学省の定義では，全般的知能が正常であることが学習障害の条件であるし，医学界の定義においても，全般的知能と習得度との乖離を調べる必要があるからである。また，臨床的には全般的知能の程度によっては，トレーニングの効果が異なるので事前に調べておく必要がある。

　次に，習得度を調べる。読み書きの習得度ではひらがな，カタカナ，漢字の正答数や正答率を指標とする正確性に関する表記別習得度や読みに関してはスムーズに読めているかどうかの音読潜時や音読所要時間で測定される流暢性などについて調べる。また，算数や計算の習得度，そして文部科学省の定義における「話す，聞く」の障害に対しては言語発達の到達度を調べる。

　最後に，学習の遅れが環境要因にないことを示すためには，認知能力を調べることが重要である。学習障害の中核である発達性読み書き障害については，文字習得に必要な要素的な認知能力としての，音韻認識，視知覚や視覚記憶を含む視覚認知，文字や記号から音にスムーズに変換する自動化能力，および語彙力などが対象である。医学分野では，障害とするカットオフポイントは－2SD（SD：標準偏差）であることが多いと思われるが，教育界では1.25SD，1.5SD，1.64SD，1.75SDなどのカットオフポイントが使用され，必ずしも明確ではない。

4 具体的な検査

（1）全般的知能

　全般的な知能を測定できる検査としては，WISC-Ⅳ（上野ら，2000）やKABC-Ⅱ（藤田ら，2014），などがある。いずれも個別式検査である。WISC-Ⅳは各言語に翻訳されているため世界的に共通の知能検査として使われている。また，各教育委員会では，就学相談や教育相談などにWISCのデータを用いることが多いことから，時間が確保されているのであれば，実施すべき検査であることについてはいうまでもない。一方，KABC-Ⅱは検査項目の内容がWISC-Ⅳと共通である項目も少なくなく，ダブルチェックするにはふさわしい検査と思われる。また，簡便な音読と読解および書字検査が下位項目に含まれている点も有用である。しかし，項目によっては採点方法が複雑である。いずれの検査も実施に1時間半以上かかる場合もある。

　簡便な検査としてはRCPM（Raven's Coloured Progressive Matrices）（杉下ら，1993）が広く用いられている。個別検査の場合は5分前後，集団式でも10分程度で終了することが可能である。RCPMは元来，推論力テストとして開発されているが，WISC検査結果との相関が高いこと，運動の巧緻性の影響がほとんどないことなどから，失語症者や発達性読み書き障害児の知能を測定する検査として使用されることの多い検査である。日本語話者児童や生徒の基準値については下記に述べるSTRAW（宇野ら，2006）やSTRAW-R（宇野ら，2015）に記載されている。

（2）到達度検査

　LDI-R（上野ら，2005）などの質問紙法は簡便だが，記入者の観察の鋭敏さに依存する点と，要素的な認知能力については把握できない点が弱い。一方，個別や集団での直接検査法では子どもたちの協力が必要だが客観的なデータを得ることができる。

　漢字，カタカナ，ひらがなの3種類の表記それぞれの正確性について音読と書字を測定できる検査は，現在のところSTRAW（小学生の読み書きスクリー

ニング検査）とSTRAW-R（標準読み書きスクリーニング検査）のみと思われる。どちらも約15分で終了可能である。流暢性の検査としては，特異的発達障害-臨床・評価のための実践ガイドライン（2010）（以下，実践ガイドライン）がある。この検査は，到達度検査の中で唯一保健診療の対象となっている検査である。しかし，用いている刺激はひらがな刺激だけであるためカタカナや漢字の障害には対応が難しい点，書字障害には対応していない点，基準値が高い点が特徴である。

　川崎ら（2013）は，実践ガイドラインを構成しているひらがなの文字列音読課題である「単音連続読み検査」，ひらがな単語と非単語の速読課題である「単語速読検査」，短文音読課題である「単文音読検査」のうち，2種類以上の検査で異常が認められた公立小学校での読み困難児を抽出したところ，小学1年～5年生で13.08％，1年生では19.78％に達したと報告している。ひらがなの「読み」だけでの困難児の出現頻度としては高すぎる数値であり，その点を考慮した解釈が必要であると思われる。一方，STRAW-Rでは，ひらがな単語と非語，カタカナ単語と非語，文章を刺激とした課題を用いて速読課題が構成されている。対象者は小学1年生～高校3年生である。大学センター試験での試験時間の延長を希望する受験生にも対応していることになる。

　一方，受容性語彙力検査としては，SCTAW（標準抽象語理解力検査）（春原ら，2002）やPVT-R（絵画語い理解力検査）（上野ら，2008）などが，表出性語彙力検査としては，WISCでの単語問題が使用可能である。

　計算では，WISC-Ⅳの「算数」やKABC-Ⅱの「数的推論」において，文章問題での暗算課題であるのに対し，KABC-Ⅱの「計算」においては，筆算課題であり，四則に関する筆算から連立方程式や二次方程式，不等式までの問題が含まれている。STRAW-Rでは，1桁±1桁から3桁±3桁までの繰り上がり（繰り下がり）のある計算問題が掲載されている。

（3）認知検査

　ひらがな，カタカナの習得には従来から音韻認識能力が重要であることが報告されてきたが，文字列から音韻列への変換が規則的である言語においては，それほど音韻認識力の影響が大きくないことが知られている。ひらがな習得に

ついても，音韻認識能力よりも自動化能力の貢献度が大きいことが報告されているように，双方の能力を測定する検査を実施することが重要である。音韻認識検査としては，単語の逆唱や非語の復唱などが用いられる。

　自動化能力を測定する検査としてはRAN（Rapid Automatized Naming）を用いる。RANは，STRAW-Rに含まれている検査である。一方，漢字音読力は受容的語彙力が大きく貢献するため，前述の語彙検査が必要である。漢字書字力には視知覚，視覚記憶などが大きく関与することが知られている。視知覚の検査である線画同定課題やROCFT（Rey-Osterreith Complex Figure Test）やほかの視知覚や視覚記憶に関する検査が必要と思われる。算数や計算に関わる認知能力に関してはまだ明確になっていないと思われる。

（4）支援と支援につながる検査

　近年，科学的な根拠に基づく効果が検証された支援法が開発されている。それも従来の単一症例実験計画法ではなく，症例シリーズ研究法での報告のため，信頼性が高いばかりか，その支援法の適用範囲や限界についてもわかってきている。発達性読み書き障害のある児童群への，ひらがなの読み書きに関する正確性と流暢性に関する研究（宇野ら，2015）や，漢字書字障害に対する漢字書字の正確性に関する研究（粟屋ら，2012）である。そのどちらの指導法にも共通な適用条件は3点あり，「対象となる児童に今までとは異なる方法で練習することに関する明確な意思があること」，「知能が正常であること」，そして「音声言語を繰り返して学習した場合の長期記憶が良好であること」であった。音声言語に関する記憶に関しては，多くの検査においても数唱や数列の逆唱のような短期記憶を測定している。しかし，学習とは意味のあることを繰り返して覚えることであり，意味記憶であり長期記憶でもあるため，学習する能力を測定するために必要な検査項目について従来の項目では対応できてはいない。Rey's Auditory Verbal Learning Test（AVLT）やCalifornia Auditory Verbal Learning Test（CAVLT）などの検査を実施し，音声言語の記憶力が良好なことを確かめる検査の実施が重要であると思われる。

【引用・参考文献】

粟屋徳子, 春原則子, 宇野彰, 他（2012）. 発達性読み書き障害児における聴覚法を用いた漢字書字訓練方法の適用について. 高次脳機能研究, 32 (2), 294-301.

藤田和弘, 石隈利紀, 青山真二, 他（2014）. 日本版 KABC-Ⅱ：心理・教育アセスメントバッテリー. 丸善株式会社出版（Kaufman, A. S. & Kaufman, N. L.(2004). Kaufman Assessment Battery for Children Second Edition, NCS Pearson, Inc.）

春原則子, 金子真人（著）, 宇野 彰（監修）（2002）. 標準抽象語理解力検査（SCTAW）. インテルナ出版.

川崎聡大, 石野絵美子（2013）. 発達障害との真の共生に向けて－発達障害を取りまく社会環境の変遷. 天田城介, 川崎聡大, 伊藤智樹（編）. 社会的弱者との真の共生を目指して－医療・福祉・教育の連携と提言, pp.114-149. 富山大学『東アジア「共生」学創成の学際的融合研究』.

特異的発達障害の臨床診断と治療指針作成に関する研究チーム（編集代表 稲垣真澄）（2010）. 特異的発達障害診断・治療のための実践ガイドライン－わかりやすい診断手順と支援の実際. 診断と治療社.

上野一彦, 名越斉子, 小貫悟（2008）. PVT-R 絵画語い発達検査, 日本文化科学社.

上野一彦, 藤田和弘, 前川久男, 他（2010）. WISC-Ⅳ知能検査. 日本文化科学社.（Wechsler, w. (2003). *Wechsler Intelligence Scale for Children-Fourth Edition*, NCS Pearson, Inc.）

上野一彦, 篁倫子, 海津亜希子（2005）. LDI-R － LD 判断のための調査票－. 日本文化科学社.

Uno, A., Wydell,T. N., Haruhara, N. et al. (2009). Relationship between Reading/Writing Skills and Cognitive Abilities among Japanese Primary-School Children：Normal Readers versus Poor Readers (dyslexics). *Reading and Writing*. 22. 755-789.

宇野 彰, 春原のりこ, 金子真人, 他（2006）. 小学生の読み書きスクリーニング検査（STRAW）, インテルナ出版.

宇野 彰, 春原のりこ, 金子真人, 他（2015）. 標準読み書きスクリーニング検査（STRAW-R）, インテルナ出版.

宇野 彰, 春原則子, 金子真人, 他（2015）. 発達性読み書き障害児を対象としたバイパス法を用いた仮名訓練－障害構造に即した訓練方法と効果および適応に関する症例シリーズ研究. 音声言語医学, 56 (2), 171-179.

杉下守弘, 山崎久美子（1993）. レーブン色彩マトリックス検査（Raven's Coloured Progressive Matrices）. 日本文化科学社, 1993.

第3章

知的水準・認知特徴の
アセスメント

大六一志

1 検査の種類と選択

（1）検査の種類

　知的水準や認知特徴を調べる検査では，子どもに何らかの問題を解かせることによって能力を調べる。これらの問題は学校での学習を必ずしも前提としておらず，その点で学力検査とは異なる。また，これらの問題には正解が用意されており，創造性を調べようとしているわけではない。

　知的水準や認知特徴を調べる検査は，就学時健診などでスクリーニングに用いられる集団実施タイプのものと，個人の特徴を詳細に検討できる個別実施タイプのものに大別できる。

　集団実施タイプの検査は，実施時間20分以内の簡便なものになっており，主としてスクリーニングに用いられるため，精密な得点は算出されないものが多い。「知能検査」「知的発達スクリーニング検査」等，知能の測定を連想させる名称の検査になっているが，実際の内容としては，学校のような集団場面で学習するために必要な能力・スキルを測定しているものが多い。例えば，集団場面で指示を聞いて理解し記憶する力，状況を正しく理解する力，あるいは書字や図形認知の基礎となるスキル等である。

　集団実施タイプの検査がスクリーニング用であるとすると，個別実施タイプの検査は精密検査と位置づけられる。このタイプの検査は，3種類に大別できる。すなわち，知能検査，発達検査，そして認知検査である。

　知能検査は IQ を算出するのが特徴であり，日本では WISC-IV（ウィスクフォー），WAIS-III（ウェイススリー），WPPSI（ウィプシ）などのウェクス

ラー式知能検査と，田中ビネーⅤに代表されるビネー式の知能検査がある。

　発達検査の多くは，養育者による回答，あるいは子どもの行動の観察に基づくが，新版K式発達検査2001は1歳以上で，ビネー式知能検査と同様の，子どもに問題解決させるタイプの検査になっており，そのため知能検査の代わりに用いられたり，知能検査と結果を比較したりすることが多い。

　認知検査は知能検査，特にウェクスラー式知能検査に類似した構成をしているが，知能検査よりは予備知識のいらない要素的な能力を測定しており，知能検査の結果をさらに掘り下げるための検査と位置づけられる。日本で用いられている代表的なものとしては，KABC-Ⅱ（ケーエービーシーツー），DN-CAS（ディーエヌキャス）がある。

（2）個別実施タイプの検査の選択

　基本的には，まず知能検査，発達検査の中から1つを選択して実施し，次いで認知検査を実施する。

　知能検査の中で最も広く用いられているのはWISC-Ⅳであるが，5歳未満には実施できない。5歳未満で最もよく用いられるのは新版K式発達検査であり，次いで田中ビネー知能検査，WPPSIである。2歳半以上では知能検査の代わりとしてKABC-Ⅱが用いられることもある。

　5歳以上になるとWISC-Ⅳがよく用いられるが，この検査は能力的に5歳を越えていないと適用が難しい。知的発達に遅れのある子どもの場合，実際の年齢（生活年齢）が8歳程度にならないとWISC-Ⅳの適用には適さないことがある。したがって，5〜8歳では，推定される子どもの知的発達水準に応じて，WISC-Ⅳ，新版K式発達検査，田中ビネー知能検査を使い分けることになっている。

　新版K式発達検査，田中ビネー知能検査は9歳以上でも使用できるが，この年代ではWISC-Ⅳが使用されることが多くなっている。また，16歳以上になると，WAIS-Ⅲが用いられる。

　認知検査では，KABC-Ⅱは学習機能の測定が重視されており，それゆえ習得度検査が含まれている。一方，DN-CASは手際のよさや注意，動機づけ等，能力を統括する機能の測定を重視している。時間に余裕があれば両者ともに実

施することもあるが，目的に応じて一方のみを実施することも考えられる。

2 代表的な検査の解説

(1) WISC-IV・WAIS-III・WPPSI

　これらは，日本でも，また世界的にも，代表的な知能検査である。もともと米国のWechslerによって開発されたことから，ウェクスラー式知能検査と総称される。WPPSI（3歳10カ月～7歳1カ月），WISC（5歳0か月～16歳11か月），WAIS（16～89歳）の4つがあり，異なる年齢範囲をカバーしている。日本では現在，WISCは第4版（WISC-IV），WAISは第3版（WAIS-III）が用いられている。

　WPPSIは11種類，WISC-IVは15種類，WAIS-IIIは14種類の課題で構成されており，これを下位検査と呼ぶ。所要時間はWPPSIで40～60分，WISC-IVで60～80分，WAIS-IIIで60～90分である。

　得点としては，下位検査それぞれ評価点と呼ばれる得点が算出され，これらをまとめて合成得点を算出する。WPPSIにおける合成得点は，言語性IQ，動作性IQ，全検査IQの3つ，WISC-IVにおける合成得点は全検査IQ，言語理解，知覚推理，ワーキングメモリー，処理速度の4つ，WAIS-IIIでは言語性IQ，動作性IQ，全検査IQ，言語理解，知覚統合，作動記憶，処理速度の7つである。合成得点は，平均100，標準偏差15に設定されており，したがって130点は上から2％，115点は同16％，85点は同84％，70点は同98％となる。

　結果解釈の中心となるのは合成得点である。ただし，言語性IQ，動作性IQは廃止される方向であることから，ここでは全検査IQ，言語理解，知覚推理／知覚統合，ワーキングメモリー／作動記憶，処理速度について説明する。上野ら（2015）を参考に，表3-1（次頁）に解説をまとめた。

　個々の合成得点を検討するだけでなく，対比較も重要である。例えば，言語理解と知覚推理／知覚統合を比較し，言語理解の方が高い場合はことばで考えるのが得意，知覚推理／知覚統合の方が高い場合は視覚イメージや直観で考えるのが得意と考えられるので，その特徴に応じた説明やヒントを与えることが

表3-1 WISC-Ⅳ, WAIS-Ⅲにおける合成得点の解釈

尺度名		主要な解釈
全検査 IQ（FSIQ）		全体的知的発達水準を示す。境界域（70〜79）より低い場合や，非常に高い場合は，知的発達水準に合わせた課題設定が必要。
指標得点 (WISC-IV) ／群指数 (WAIS-III)	言語理解(VCI)	①言語の理解力および表現力の水準を示す。文法スキルやことばの流暢性などは得点に反映されにくいので，LCSAなどの言語検査を実施する必要がある。 ②習得された知識や語彙力（ことばの概念）など，結晶性能力の水準を示す。日常生活や教育を通して身につく部分が大きく，それゆえ文化の影響が大きいと考えられている。養育不全や学校の授業における障害への配慮不足があると，この水準はしばしば低下する。
	知覚推理(PRI) (WISC-IV)／ 知覚統合(POI) (WAIS-III)	①流動性能力（非言語的な推理能力）の水準を示す。洞察力や基礎知識の応用力，直観的思考力などを含む。社会的場面における状況判断に関連することがあり，また，算数・数学の学力の基盤となることもある。 ②視覚認知の水準を示す。絵や図形の認知障害，視機能の問題などがあると低下する可能性がある。
	ワーキング メモリー(WMI) (WISC-IV)／ 作動記憶 (WMI) (WAIS-III)	①聴覚的ワーキングメモリーの水準を示す。ワーキングメモリーとは，課題遂行中や活動中に目標・目的を保持し，妨害等あっても脱線せずにゴールに向かうための記憶力であるとともに，課題や活動が終わったらただちにリフレッシュされるものである。 ②音韻情報処理スキルの水準を示す。音韻情報処理スキルとは，ことばの音の側面をとらえる（音を正確に分析する）スキルであり，読み書きの基礎となる。
	処理速度(PSI)	①作業を手際よく速やかに進める力の水準を示す。 ②単調な反復作業において集中力や動機づけを安定して維持する力の水準を示す。多動衝動を示し注意がそれやすい人では，この力が低いことが多い。 ③筆記スキルや視覚運動協応，視覚的短期記憶などの水準を示す。書字を苦手とする人は，この力が低いことが多い。

望ましい。

（2）KABC-Ⅱ

米国のKaufmanによって開発されたK-ABC（Kaufman Assessment Battery for Children）の改訂第2版であり，適用年齢は2歳6か月〜18歳11か月である。文化的知識の影響を受けにくい基礎的な認知過程を測定する認知尺度の下位検査が11，その認知を活用した習得の成果を示す習得尺度の下位検査が9あり，年齢に応じて下位検査を選択して実施する。所要時間は2歳半〜4歳で30分，5〜6歳で60〜70分，7〜18歳で80〜120分であり，7歳以上では認知尺度と習得尺度を別の日に実施することもしばしばである。

得点としては，下位検査それぞれ評価点と呼ばれる得点が算出され，これらをまとめて標準得点を算出する。解釈の枠組みが2種類存在することから，標準得点の名称も2種類用意されている。Kaufmanモデルによる解釈では，標準得点は認知総合尺度と習得総合尺度に二分されており，それぞれが4つの領域別の標準得点を含んでいる。一方，CHCモデルによる解釈では，全体をまとめたCHC総合尺度の標準得点と，7つの領域別標準得点がある。標準得点の特徴は，ウェクスラー式知能検査の合成得点と同様で，平均100，標準偏差15である。

結果解釈の中心となるのは標準得点である。Kaufmanら（2005）を参考に，表3-2（次頁）に解説をまとめた。

初版K-ABCは，得意な認知を活用して習得の遅れを補償する「長所活用」という考え方の普及に大いに貢献した。この考え方はKABC-Ⅱにも受け継がれており，認知尺度が測定する4つの能力の中で得意なものを学習に役立てるよう，支援計画を立案する。

（3）DN-CAS

米国のDasおよびNaglieriによって開発されたCAS（Cognitive Assessment System）の日本版であり，適用年齢は5歳0か月〜17歳11か月である。ルリアのPASS（Planning, Attention, Simultaneous, Successive）理論に基づいており，文化的知識の影響を受けにくい基礎的な認知能力の測定に特化して能

表3-2 KABC-Ⅱにおける標準得点の解釈

	Kaufman モデル		CHC モデル	
	尺度名	主要な解釈	尺度名	主要な解釈
認知尺度	認知総合	文化的知識の影響を受けにくい基礎的な認知能力の水準を示す。これは，言語や読み書き，数の学習の基盤となる能力であり，以下の4領域が含まれる。		
	継次	視覚や聴覚を通して得られた情報を，時間軸に沿って順番にまとめ上げて処理する能力の水準を示す。作業手順について口頭で順を追って説明されるのを聞いたり，九九などを唱えながら暗記したり，テキストを音読したりする際に，この能力が必要となる。	短期記憶	視覚や聴覚を通して得られた情報を一時的に保持し，必要な作業が終わったらその情報を消去する能力の水準を示す。ウェクスラー式知能検査のワーキングメモリー／作動記憶と同様の能力を測定していると考えられる。
	同時	視覚（や聴覚）を通して得られた断片的な情報をまとめ上げ，全体として統合的に処理する能力の水準を示す。ことばによる断片的な説明から全体像を思い浮かべたり，図形や地図などの全体像を認知したりする際に，この能力が必要となる。	視覚処理	視覚刺激やパターンを知覚・認知し，必要に応じて心的回転する能力の水準を示す。ウェクスラー式知能検査における知覚推理／知覚統合の②の解釈と同様の能力を専門的に測定していると考えられる。
	計画	時系列的あるいは空間的な文脈を読み取り，不足している情報を的確に補う能力の水準を示す。課題の解決法を模索する際に，この能力が必要となる。	流動性推理	主として非言語的で新奇な問題を推理して解決する能力の水準を反映する。応用力，洞察力，直観的思考力などにも関係する。ウェクスラー式知能検査における知覚推理／知覚統合の①（表3-1）の解釈と同様の能力を専門的に測定していると考えられる。
	学習	物の名称（視覚刺激と音声刺激の対）を効率的に学習し保持する能力の水準を示す。実施される課題は名称の学習であるが，概念や解決法の学習とも関連すると考えられる。	長期貯蔵と検索	学習した情報を保持し，必要に応じて検索する能力の水準を示す。
習得尺度	習得総合	学校での学習の基礎となる語彙力，読み書き，計算スキルの水準を示す尺度で，以下の4領域が含まれる。		
	語彙	表出語彙，理解語彙，およびそれらの概念の習得水準を示す。	結晶性能力	語彙力や概念などの習得された言語的知識の水準を示す。ウェクスラー式知能検査における言語理解の②（表3-1）の解釈と同様の能力を測定していると考えられる。
	算数	算数の計算問題や文章題の習得水準を示す。	量的知識	数学的知識および数学的推論の水準を示す。
	読み	単語の音読，および短文の読解の習得水準を示す。	読み書き	単語および文章の読み書き，および文法活用の水準を示す。
	書き	単語の書き取り，および短文の筆記の習得水準を示す。後者には若干の文法スキルや文構成のスキルも含まれる。		
			CHC総合	KABC-Ⅱ全体を1つにまとめた水準を示す。ウェクスラー式知能検査よりカバーする知能領域が2つ多く，それゆえFSIQ以上にIQらしい尺度ともいえるかもしれない。

力評価することを目指している。12 の下位検査で構成され，所要時間は 60 〜 100 分であるが，8 下位検査による簡易実施法であれば 40 〜 60 分で終わる。

得点としては，下位検査それぞれ評価点と呼ばれる得点が算出できるが，これらをまとめて全検査標準得点，および領域別の標準得点 4 種類を算出する。標準得点の特徴は，ウェクスラー式知能検査の合成得点と同様で，平均 100，標準偏差 15 である。

結果解釈の中心となるのは標準得点である。Naglieri（1999）を参考に，表 3-3（次頁）に解説をまとめた。

DN-CAS の結果に基づく支援では，どのような学習活動も，多少なりともプランニング，注意，同時処理，継次処理すべてを必要としており，したがって弱点を単純に回避するという支援策はとらない。例えば，読み書きは継次処理との関係が強く，読み書きが苦手な子どもはしばしば継次処理が弱いが，PREP と呼ばれる読み書き習得プログラムでは，継次処理を回避するのではなく，まず図形などを用いた難易度の低い順序処理の課題（汎用課題という）を学習し，ある程度習熟したところで文字を導入した課題（橋渡し課題という）で綴りへの習熟を目指す。

3 検査活用における留意点

（1）フリン効果，履歴効果

刊行後 20 年以上経過した検査の使用はお勧めできない。なぜなら，1 年につき 0.3 点ずつ得点が上昇していくフリン効果により，古い知能検査の得点は甘くなっているからである。

新しい検査であったとしても，同じ検査を頻繁に受検するのはよくない。2 年以内に同じ検査を再度受検すると，履歴効果（学習効果）により得点が高めになることが報告されている（岡田ら, 2010）。

（2）結果の解釈

解釈においては，問題（相談内容，主訴）の原因となり得る弱点と，その対

表3-3 DN-CASにおける標準得点の解釈

尺度名	主要な解釈
全検査	文化的知識の影響を受けにくい基礎的な認知能力の水準を示す。これは、学校での学習を初めとする日常的活動の基盤となる能力である。
プランニング	問題解決の方法を選択・決定し、実行し、結果を評価する能力の水準を示す。言い換えれば、より手際よく効率的に作業を進めるために、課題の要求に沿い、知識を活用し、方略に合わせて自分の行動を調整する能力である。行動調整に困難を示すADHD児者ではしばしばこの尺度の得点が低くなる。
同時処理	言語や非言語による断片的な情報をまとめ上げ、全体として統合的に処理する能力の水準を示す。
注意	必要な情報のみに注意を向け続け、不要な情報に注意が向くのを抑制する能力の水準を示す。抑制に困難を示すADHD児者ではしばしばこの尺度の得点が低くなる。
継次処理	言語や非言語による断片的な情報を、時間軸に沿って順番にまとめ上げて処理する能力の水準を示す。読み書きは音韻の時系列的符号化が要求されるため、発達性読み書き障害児ではしばしばこの尺度の得点が低くなる。

応に活用できる長所とを読み取ることが最も重要である。

そのためには、数値だけでは十分な解釈はできない。解答の内容や検査中の行動、日常生活の様子、背景情報など、質的情報に照らして解釈が決まる。

解釈においては、個人間の比較だけでなく、個人内での比較も重要である。例えば、WISC-Ⅳの合成得点は100点が平均であるが、ワーキングメモリーが100で、他の言語理解、知覚推理、処理速度が130であったとすれば、その個人内ではワーキングメモリーは弱いことになり、何らかの困難の原因となっている可能性がある。KABC-Ⅱではこの点をわかりやすく表示するために、個人内で高得点の尺度をPS（Personal Strength）、低得点の尺度をPW（Personal Weakness）と呼び、標準得点116点以上のNS（Norm Strength, 他者と比べ強い）84以上のNW（Norm Weakness, 他者と比べ弱い）とは区別して検討する。

ある受検者における個人内の得点のばらつき（グラフの凹凸）が顕著であったとしても，その人に障害があるとは限らない。全体的に得点の高い人は，障害の有無にかかわらず，ばらつきが顕著になりやすい。逆にばらつきが小さいからといって障害ではないという保証もない。また，得点のばらつきで障害種別の鑑別診断をするのは難しい。同じ診断名の人であっても，個人により認知特性は少しずつ異なるのである。

【引用・参考文献】

Kaufman, A. S., Lichtenberger, E. O., Fletcher-Janzen, E., & Kaufman, N. L. (2005). Essentials of KABC-II assessment. John Wiley & Sons.（藤田和弘・石隈利紀・青山真二・服部環・熊谷恵子・小野純平（2014）．エッセンシャルズ KABC-II による心理アセスメントの要点．丸善出版）

Naglieri, J. A. (1999). Essentials of CAS assessment. John Wiley & Sons.（前川久男・中山健・岡崎慎治訳（2010）．エッセンシャルズ DN-CAS による心理アセスメント．日本文化科学社）

岡田智・水野薫・横田圭司・川崎葉子（2010）．発達障害の子どもの日本版 WISC-Ⅲ知能検査法の再検査間隔に関する研究―練習効果と安定性について．児童青年精神医学とその近接領域, 51, 31-43.

上野一彦・松田修・小林玄・木下智子（2015）．日本版 WISC-IV による発達障害のアセスメント―代表的な指標パターンの解釈と事例紹介．日本文化科学社．

第4章

適応行動のアセスメント

萩原　拓

1 発達障害の適応行動

　適応行動（Adaptive Behavior）とは個人の生活に関するスキル全般を指し，その概念は生活環境，文化や民俗性，また，個人の年齢に相応する社会的期待によって大きく異なる場合がある。さらに，個人の生活適応度を測る適応行動レベルは，一般社会における必須スキルからより高い QOL（生活の質）の維持まで幅広い。適応行動のアセスメントに含まれる領域には，言語，社会的コミュニケーション，セルフケア，日常生活スキル，就学・就労スキル，余暇などがある。

　障害のある人々に対する支援において，適応行動はけっして新しい領域ではない。世界共通の定義が確立されているわけではないが，知的障害に個人の知的機能と適応行動の双方に発達上の遅滞が見られるという考えは，国際的に共通していると思われる。多くの障害に合併しており，また障害者支援の歴史の長い知的障害の分野においても，適応行動は重要な位置を占めている。しかし，日本において適応行動はまだ目新しい用語であり，概念なのではないだろうか。

　その理由の一つとして，これまでの知的障害の有無を測るツールは主として知能検査が使われ続け，適応行動に関する検査の開発及び使用が日本ではほとんど進まなかったことが挙げられる。発達障害の分野において知的障害を持たない，いわゆる高機能発達障害の人々の支援ニーズと支援体制が急速に発展している現在，これまで実施されている知能検査結果と適応行動レベルの不均衡が以前にも増して明らかとなってきた。

　一般的に，知的機能が高い場合，適応行動レベルも高い傾向にあるとされる。しかし，自閉症スペクトラム障害（ASD）の場合，知的機能と適応行動にアン

バランスが見られる，つまり適応行動レベルが知的機能レベルよりも低い場合がある（Bolte & Poustka, 2002; Klin, et al., 2007）。このことは，最近になって成人期の高機能 ASD に対する研究や支援が増えてきてわかってきたことである。一例として，社会性スキルに関連する困難性が見られたものの高等教育機関は卒業し，その後に就労時または就労して数年後に日常生活や職場で困難が見られるケースが挙げられる。就学時と卒業後では，生活環境におけるサポートの度合いにはかなりの隔たりがある。家庭や学校環境の保護により，個人の適応行動のレベルはそれほど重要視されない場合が多く，そのため明確な支援ニーズが見えてこない。卒業後になって，個人を支えていた環境サポートは著しく下がり，一方で社会的期待はこれまでよりも高くなり，適応行動に関する困難性および支援ニーズが明らかになってくるのである。

アセスメントによる適応行動レベルの把握は，主に知的障害および ASD の分野で高まっていった。アメリカを中心として，WISC や WAIS といったウェクスラー式知能検査と同様ないくつかの適応行動の標準化検査がこれまで開発されてきた。国際的にみて，発達障害に関連する障害において最も使われている適応行動尺度は，Vineland-Ⅱ適応行動尺度（Sparrow, Cicchetti, & Balla, 2005）である。日本では，この Vineland-Ⅱ を日本向けに再標準化し，内容の文化的差異を調整し，日本版 Vineland-Ⅱ を開発した（辻井・村上監修, 2014）。日本版 Vineland-Ⅱ によって，発達障害支援で現在最も必要とされている適応行動のアセスメントが，WISC や WAIS とほぼ同様のスコアリングによって可能となった。

2 日本版Vineland-Ⅱ適応行動尺度の概要

Vineland-Ⅱ は，0 歳から 92 歳まで，障害の有無を問わず，評価対象者の適応行動について，対象者をよく知る者，保護者や配偶者などに検査者が面接をする形でスコアリングをしていく。対象者の生活環境によっては，家族ではなく対象者が所属する施設等の職員の方がより適切な情報提供者となる場合もある。Vineland-Ⅱ の特色として，検査者が質問する適応行動は，必ず対象者が実際にその行動を普段の生活でしていることが評価される。つまり，回答者の

対象者に対する見込みだけでは評価基準には達しない。また，検査は半構造化面接方式で行われる。検査者は記録用紙にある項目を順番に質問していくのではなく，同様のことを尋ねている複数の項目をまとめて，検査者自身の言葉にアレンジして質問をしていく。例えば，対象者が他者の話を聞くことに関する質問項目は複数あるが，検査者はそれらをまとめて面接者に尋ねていくのである。つまり，Vineland-Ⅱでは質問項目の順番は検査者によって自由に変えて良い。このことによって，対象者に関する回答者の記憶もより鮮明になり，またアセスメント後の支援に役立つ情報も得られる可能性が高い。

　Vineland-Ⅱでは，評価対象者の生活に適応している側面を評価する「適応行動評価」と，対象者の日常生活で課題となる行動を評価する「不適応行動評価」の両方について，標準スコアによってプロフィールしていく。適応行動評価は，「コミュニケーション」，「日常生活スキル」，「社会性」，「運動スキル」の4領域から成り，それぞれの領域は下位領域によって構成されている（表4-1）。対象者の総合的な適応行動レベルは，適応行動総合点によって示される。不適応行動評価は3つの下位領域から成り，不適応行動指標によって総合的に評価される。さらに，特に注意すべき不適応行動を評価する不適応行動重要事項は，それぞれの行動の頻度および強度を評価する（表4-2）。

　Vineland-Ⅱは標準化検査尺度であり，ウェクスラー式知能検査と同様の標準スコアが得られる。適応行動総合点およびその構成領域，また不適応行動指標およびその構成領域では，平均100，標準偏差15の標準スコア，下位領域では平均15，標準偏差3の標準スコアが算出される。知能検査と同様，平均域よりも1標準偏差低いスコアは「やや低い」，また2標準偏差低いスコアは「低い」という記述分類がされる。乳幼児や学齢期など対象者が発達期にある場合，平均よりも高いスコアが算出される場合もあるが，青年・成人期の適応行動評価では，平均域以上のスコアにはならず，それよりも個人が平均と比較してどれほど適応行動のレベルが低いのかという見方となる。また，不適応行動評価では，標準スコアが高いほど，より深刻な不適応行動レベルを示す。算出されたすべての標準スコアは記録用紙のプロフィール欄にプロットされ，また領域間の差についても統計的比較が可能である。

適応行動のアセスメント 第4章

表 4-1 適応行動評価の領域

	領域（M=100, SD=15）	下位領域（M=15, SD=3）
適応行動総合点 (M=100, SD=15)	コミュニケーション	受容言語
		表出言語
		読み書き
	日常生活スキル	身辺自立
		家事
		地域生活
	社会性	対人関係
		遊びと余暇
		コーピングスキル
	運動スキル	粗大運動
		微細運動

※Mは中央値、SDは標準偏差。

表 4-2 不適応行動評価の領域

	下位領域（M=15, SD=3）
不適応行動指標（M=100, SD=15）	内向性
	外向性
	（その他）
不適応行動重要事項	

3 これからの発達障害支援における適応行動評価のあり方

　日本版 Vineland-II によって，発達障害のアセスメントにおいてこれまで明確に捉えることが不可能であった適応行動の相対的評価が可能になる。発達障害のある個人の包括的評価において最も頻繁に利用されるのは，知的機能と適応行動のバランスについての評価であろう。例えば，ウェクスラー式知能検査で平均域またはそれ以上の評価となった対象者で，Vineland-II では平均域よりも2標準偏差以下となるケースは，高機能 ASD の場合まれではない。乳幼児期から学齢期にかけての特別支援では，個別の教育支援計画の策定において重要なデータとなるであろうし，青年・成人期の場合，生活支援および就労移行支援の現状把握と適切な福祉サービスの選択に不可欠なデータとなる。また適応行動は，適切な支援によってスキル獲得が可能であり，支援達成度も Vineland-II によって評価できる。

　一方，どのアセスメント領域についても同様であるが，Vineland-II のような標準化適応行動評価尺度のみによる個人の適応行動の評価は避けるべきであろう。Vineland-II では一般的に見た適応行動レベルの評価は可能であるが，この尺度で平均域に達することが，発達障害のある個人の支援目標とは必ずしもならない。発達障害のある個人独特のコミュニケーション様式，ふるまい，こだわり，生活スタイルなどは，定型発達の人々から見れば奇異に映っても，それら自体が個人の適応行動スキル獲得の妨げになる場合とそうでない場合がある。また，発達障害と診断された個人の特性自体を定型発達と同様に変えていくことは不可能であり，そのような支援アプローチは，心理的ストレスの増加など，かえって支援自体が個人の生活に悪影響を与えることも考えられる。

　アセスメントおよび支援の実施者は，個人の発達障害特性を十分に理解し，その個人に合った適応スキルの獲得を支援目標とすべきである。そのためには，これまでに開発された支援ツールなどはもちろん有効であろうし，新たに開発が必要なケースもあるだろう。つまり，定型発達であれば何か特別な方法やツールがなくても生活適応できる場合でも，発達障害のある人々にとっては何らかの手段やツールと共に生活できることが，彼らの適応行動レベルを向上および維持することになると思われる。

発達障害，特に高機能の適応行動についての研究や支援実践は国際的に見てもまだ始まったばかりと言ってよい。発達障害支援が，ライフステージを通したものとなってきている現在，適応行動のアセスメントは不可欠であるし，そのために適応行動尺度などのツールやその他のアセスメント手法についても今後さらなる研究が必要となることは明白である。まずは，発達障害のすべての年齢層において，彼らに関わる多くの教育・福祉機関による適応行動アセスメントおよび支援の事例を増やしていくことから始めていくことが重要であろう。

【引用・参考文献】

Bolte, S., & Poustka, F. (2002). The relation between general cognitive level and adaptive behavior domains in individuals with autism with and without co-morbid mental retardation. Child Psychiatry and Human Development, 33, 165-172.

Klin, A., Saulnier, C. A., Sparrow, S., Cicchetti, D. V., Volkmar, F. R., & Lord, C. (2007). Social and communication abilities and disabilities in higher functioning individuals with autism spectrum disorders: The Vineland and the ADOS. Journal of Autism and Developmental Disorders, 37, 748-759.

Sparrow, S. S., Cicchetti, D. V., Balla, D. A. (2005). Vineland adaptive behavior scales, second edition: Survey forms manual. Minneapolis, MN: Pearson.（辻井正次，村上隆（日本版監修）黒田美保，伊藤大幸，萩原拓，染木史緒（日本版作成）(2014)．日本版Vineland-Ⅱ適応行動尺度マニュアル．日本文化科学社）

第5章

感覚や運動のアセスメント

岩永竜一郎

1 はじめに

　発達障害児には，学習，行動，対人関係などの問題以外に感覚面や運動面の問題が見られることが多い。自閉スペクトラム症（ASD）児の80－90％に感覚刺激に対する反応異常があることが報告されている（Ben-Sasson et al., 2008; Gomes et al., 2008）。また，ASDの人の信頼性のある自叙伝全てに感覚の問題が記述されていることからも（Elwin et al., 2012），ASD児においては高頻度に感覚の問題があることが理解できる。

　運動面の問題も高頻度に認められ，発達性協調運動症（DCD）の発生率は5～10％と報告されている（Wilson et al., 2013）。ASD児には，境界レベルも含めると89％に協調運動の問題が見られると報告されている（Green et al., 2009）。また，注意欠如・多動症（ADHD）の55.2％にDCDが見られたことが報告されている（Watemberg et al., 2007）。

　協調運動の問題は，学習や行動，コミュニケーションの問題に比べ注目されないことが多いが，DCD児は抑うつ傾向が見られやすく（Lingam et al., 2012），自己評価が低く友人関係も苦手になりやすいこと（Cocks et al., 2009）がわかっている。

　以上のように感覚や運動の問題が発達障害児の適応を阻害する一因となっていることがあり，予後にも影響を与えることがあるため，それらの問題をアセスメントして，支援を計画することは重要である。

　この章では，発達障害児の感覚面と運動面を評価するためのアセスメントツールや評価方法について説明する。

2 感覚面のアセスメント

(1) 感覚プロファイルによる感覚面のアセスメント

　感覚面のアセスメントは，子どもの刺激に対する反応を観察してとらえることによって行うこともあるが，保護者または当事者に対する質問紙によって行うことが多い。感覚刺激に対する反応をとらえる質問紙として感覚プロファイルがある。これはアメリカで開発された Sensory Profile（Dunn, 1999; Dunn, 2002; Brown & Dunn , 2002）の日本での再標準化版である。感覚プロファイルには，乳幼児版（0～6ヶ月児用と，7～36ヶ月児用），3～10歳用，青年・成人版（11歳以上）がある。ここでは，3～10歳用を紹介する。

　感覚プロファイルには，日常生活の中で見られる子どもの感覚処理に関連する行動を問う質問項目が含まれている。子ども版（3～10歳用）の感覚プロファイルは，「感覚処理」に関する6セクション（A. 聴覚，B. 視覚，C. 前庭覚，D. 触覚，E. 複合感覚，F. 口腔感覚），「調整」に関する5セクション（G. 耐久性・筋緊張に関する感覚処理，H. 身体の位置や動きに関する調整機能，I. 活動レベルに影響する運動の調整機能，J. 情動反応に影響する感覚入力の調整機能，K. 情動反応や活動レベルに影響する視覚の調整機能），「行動や情動反応」に関する3セクション（L. 情動的・社会的反応，M. 感覚処理による行動のあらわれ，N. 反応の閾を示す項目）から構成されており，それらに関連する125項目が設けられている。

　各項目に「ほとんどしない」＝1点，「まれに」＝2点，「ときどき」＝3点，「しばしば」＝4点，「ほとんどいつも」＝5点の5段階回答をする。

(2) 結果評定

　感覚プロファイルの項目への回答を集計することにより，感覚系ごとのスコアや因子ごとのスコア，象限スコアが算出される。

　算出された感覚系ごとのスコアや象限のスコアを標準値と比較することで，対象児のスコアが標準的な状態と比較してどの程度の偏りがあるのかを評定する。評定の際に対象児のデータが次のいずれの範囲に入るかを見る。

> - 平均的　　　：上位約 16% よりも低い得点範囲
> - 高い　　　　：上位約 2 ～ 16% の得点範囲
> - 非常に高い：上位約 2% 以内の得点範囲

（3）症例紹介

次に感覚プロファイルを使った発達障害の問題への対応，保護者へのアドバイスについて症例を通して説明する。

A 児は 9 歳の男児で ASD の診断を受けていた。IQ は 96 であった。母の訴えは，学校に行くことを渋っている，他の子どもとのトラブルが多い，カッとなりやすい。授業への集中ができないなどであった。感覚プロファイルの質問項目の中で以下の項目に「しばしば」または「いつも」の回答があった。

> - 音に対する嫌悪反応に関する項目
> - 周囲の音刺激に対する過剰反応に関する項目
> - 対人的言語刺激に対する反応に関する項目
> - 触覚刺激に対する過剰反応に関する項目
> - 味覚，嗅覚への過剰反応に関する項目

次に A 児の感覚プロファイルの，「セクション別スコア（図 5-1）」，「因子別スコア（図 5-2）」，「象限別スコア（図 5-3）」を示す。

（4）解釈

以上の感覚プロファイルの結果に基づき，A 児の感覚処理の特性を次のように解釈した。感覚プロファイルの，①セクションサマリーでは「聴覚処理」「触覚処理」「耐久性，筋緊張に関する感覚処理」，「身体の位置や動きに関する調整機能」，「情動反応に影響する感覚入力の調整機能」，「情動的・社会的反応」，「感覚処理による行動のあらわれ」のスコアが，②因子ごとのスコアでは「感情反応」，「耐久の低さ・筋緊張」，「口腔感覚過敏」，「不注意・散漫性」，「低登録」，「感覚過敏」，「微細運動・知覚」が，③象限スコアでは「低登録」，「感覚

感覚や運動のアセスメント 第5章

感覚処理	セクションスコア結果
A. 聴覚	非常に高い
B. 視覚	高い
C. 前庭覚	高い
D. 触覚	非常に高い
E. 複合感覚	高い
F. 口腔感覚	高い
調整	
G. 耐久性・筋緊張に関する感覚処理	非常に高い
H. 身体の位置や動きに関する調整機能	非常に高い
I. 活動レベルに影響する運動の調整機能	平均的
J. 情動反応に影響する感覚入力の調整機能	非常に高い
K. 情動反応や活動レベルに影響する視覚の調整機能	高い
行動や情報反応	
L. 情動的・社会的反応	非常に高い
M. 感覚処理による行動のあらわれ	非常に高い
N. 反応の閾を示す項目	高い

図5-1　A児のセクション別スコア

因　子	因子ごとのスコアの結果
1. 感覚探求	高い
2. 情動反応	非常に高い
3. 耐久の低さ・筋緊張	非常に高い
4. 口腔感覚過敏	非常に高い
5. 不注意・散漫性	非常に高い
6. 低登録	非常に高い
7. 感覚過敏	非常に高い
8. 寡動	高い
9. 微細運動・知覚	非常に高い

図5-2　A児の因子別スコア

象　限	象限ごとのスコアの結果
1. 低登録	非常に高い
2. 感覚探求	高い
3. 感覚過敏	非常に高い
4. 感覚回避	非常に高い

図5-3　A児の象限別スコア

過敏」,「感覚回避」が「非常に高い（＋2標準偏差以上）」と判定された。これらの結果から，A児は聴覚刺激，触覚刺激に対する反応の偏りが大きいこと,「感覚過敏」の問題が目立ち，感覚刺激に対する情動反応が顕著であること，一方で「低登録」が顕著であり，刺激への気づきにくさがあることが推察された。さらに不注意が見られ，身体機能面で低緊張や耐久性の低さ，微細運動の問題があると考えられた。

　そこで感覚プロファイルの情報をもとにDSM-5のASDの診断項目に挙げられている感覚の問題があると判断した。そして，日常生活，学校生活などで感覚面，身体機能面への配慮が必要であることがより明確になったため，次のような提案を保護者に伝えた。

- 家庭と学校で聴覚刺激，触覚過敏への過敏性があることを前提とした対応を行うこと。感覚刺激によって情動が不安定になることがあるため，不快な刺激を遠ざける配慮が必要である。騒々しい教室や音楽室などでは過敏性のためにイライラしやすいため，その場から離れることを許容することも必要である。個室など，うるさい音から逃れられる場所を用意しておくと良い。

- 学習環境も静かな場所を用意できると良い。個別学習ではパーテーションなどで他の刺激が入らないようにしてもらうこと。

- 刺激への気づきにくさがあるため，言語指示などに注意が向きづらい点に配慮し，意図的に無視しているわけではないことに周囲の大人が気づくことが必要である。指示を与える際などは，一旦注意を喚起してから話しかける。先生の話が入りやすいように席を前に配置してもらうと良い。

- 筋肉の緊張が低く姿勢維持などが困難である。これは怠けによるものではないため叱責すべきではない。滑り止めマットを椅子に敷いたり，授業中に立つ場面を設けたり，姿勢維持しやすい状況を作ることが必要である。

- 手先の不器用さがあるようなので，不器用さをカバーするために文具の工夫をすると良い。

以上のように感覚プロファイルの分析結果に基づき，保護者にアドバイスを行った。感覚プロファイルの結果を見ることで子どもの感覚の問題がより明確になるため，それを示し説明すると保護者や教師に感覚面の問題への配慮の必要性や支援の方針を理解してもらうことができる。

3 運動面のアセスメント

前述のように発達障害児の運動面の評価は重要である。運動面の問題も観察によって評価することがあるが，発達障害児の協調運動障害は標準化された評価ツールを用いて評価することが望ましい。

発達障害児の協調運動の評価には，国際的には協調運動発達に関する質問紙である Developmental Coordination Disorder Questionnaire（DCDQ-R）(Henderson, 2007)，直接的検査である Movement Assessment Battery for Children 第2版（M-ABC2）(Wilson et al., 2000) が広く用いられている。これらはいずれもエビデンスのある評価尺度として推奨されている。DCDQ-R の日本語版を中井らが開発し，その有用性を示している（Nakai et al., 2011）。これらの評価は今後，本邦の臨床現場で用いられることが期待される。

これらの評価以外にも本邦の臨床現場で用いられている協調運動の問題をとらえることができる検査がある。ここではその2つの検査ツールを紹介する。それらは日本版ミラー幼児発達スクリーニング検査（Japanese Miller Assessment for Preschoolers: JMAP）(日本感覚統合学会, 1989) と日本版の感覚統合検査である感覚処理・行為機能検査（Japanese Playful Assessment for Neuropsychological Abilities; JPAN）(日本感覚統合学会, 2011) である。以下にこの2つの検査について説明する。

(1) 日本版ミラー幼児発達スクリーニング検査（JMAP）

① JMAP とは

JMAP は Miller Assessment for Preschoolers（MAP）の日本での再標準化版である。JMAP は2歳9ヶ月〜6歳2ヶ月が対象で，幼児の認知面，言語面，感覚運動機能面の発達を多面的にとらえられるよう構成されている。

② JMAP の内容

　JMAP には「基礎能力指標」,「協応性指標」,「言語指標」,「非言語指標」,「複合能力指標」の5つの領域指標がある。元来，JMAP は協調運動のみを評価するために開発されたものではないが,「基礎能力指標」,「協応性指標」,「複合能力」には体性感覚の識別機能やバランス，協調運動，運動行為機能を評価する検査が含まれている。バランスを見る検査（写真5-1）や手の協調運動を見る検査（写真5-2）などがあり，子どもの運動発達を客観的に評価できる。

③ 結果の解釈

　JMAP では検査項目ごとにパーセンタイル値に基づいて，下位5パーセンタイルが赤（危険），下位6-25パーセンタイルが黄色（注意），26パーセンタイル以上が緑（標準）と評定される。各項目の評定ができる。

　各下位項目のスコアに基づいて「基礎能力指標」,「協応性指標」,「言語指標」,「非言語指標」,「複合能力指標」の5つの領域指標のパーセンタイルスコアが算出される。「基礎能力指標」のスコアが低い場合，基礎的感覚運動能力に,「協応性指標」のスコアが低い場合は，協調運動に問題があることが疑われる。「複合能力指標」が低い場合は視覚－運動機能に問題があることが疑われる。

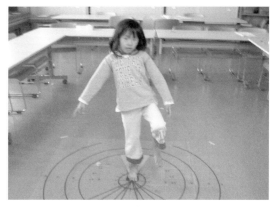

写真5-1　片足立ち

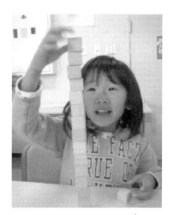

写真5-2　積み上げ

④ JMAP を用いたアセスメント事例

ASD の診断を受けた4歳8ヶ月の男児 B 児の JMAP 結果を示し，JMAP を用いた運動面などの解釈について説明する。

B 児の母親の主訴は①他の子どもとのやり取りが一方的，②集団行動ができない，③体がふにゃふにゃしている，④手先が不器用，などであった。

B 児の JMAP の結果は，図5-4のようになった。言語指標のスコアは33パーセンタイル，非言語指標のスコアは65パーセンタイルと正常域であったが，総合点，基礎能力指標，協応性指標，複合能力指標は1パーセンタイルで，言語・認知機能に比べ感覚-運動能力が相対的に低いことがわかった。さらに下位項目の結果を見ると，手指判別，人物画，線引き，片足立ち，線上歩行，背臥位屈曲，体軸の回旋，肢位模倣が下位5パーセンタイルであった。よって，バランス，抗重力姿勢，運動企画，目と手の協調運動，目と足の協調運動などに問題が大きいことがわかり，B 児には，それらの機能を育てるための感覚統合療法を提供することになった。また，家庭でもバランス活動，抗重力姿勢運動，ボール遊びなど目と手の協調運動を行ってもらうように指導した。

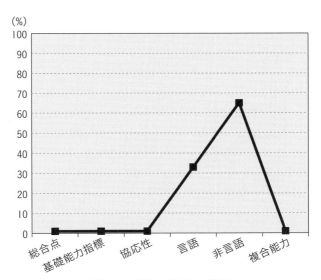

図5-4　B児のJMAPの結果

（2）感覚処理・行為機能検査 JPAN について

① JPAN とは

　感覚処理・行為機能検査 JPAN は感覚統合機能をアセスメントするために日本感覚統合学会によって開発された検査である。対象年齢は 3 〜 10 歳である。JPAN には感覚処理や運動行為機能を見る検査があり，(a) 姿勢・平衡能力，(b) 体性感覚識別能力，(c) 運動行為機能，(d) 視知覚・目と手の協調の 4 領域のスコアが算出される。本来，JPAN は感覚処理と運動行為機能の関連をとらえることを目的としているため，協調運動のみではなく，感覚処理の検査も含んでいる。ただし，多くの運動検査を含んでいるため，協調運動について標準データに基づき，客観的な評価ができる。

　JPAN には 32 項目の感覚処理や運動行為機能の検査が含まれている。その中で運動機能の検査の例を評価領域ごとに説明する。

②実施内容

(a) 姿勢・平衡（バランス）能力

　姿勢・平衡能力を静的バランス，動的バランス，抗重力姿勢運動，姿勢背景運動などのアセスメントとして，タンデム歩行（写真 5-3），片足立ち検査，重力に抗した姿勢維持を見る検査などがある。

(b) 運動行為機能

　JPAN では，運動行為機能を全身的な運動の組み立て，物の構成，口腔運動，両手動作，連続的な運動行為など様々な側面から評価するように検査項目が用意されている。検査者の手の動きを模倣する能力を見る検査，両手を左右に素早く交差する能力を見る検査（写真 5-4）など，さまざまな運動行為機能検査が含まれている。

(c) 視知覚・目と手の協調

　JPAN には目と手の協調の検査も含まれている。例えば，連続的に穴に指を刺していくスピードを見る検査（写真 5-5）などがある。

③結果評定

　JPAN の検査結果は，下位項目ごとにパーセンタイルスコアで表記され，総合判定と4つの領域ごと（姿勢・平衡機能，体性感覚識別，運動行為機能，視知覚・目と手の協調）のスコアは SD（標準偏差）値で表される。

④ JPAN を用いたアセスメント事例

　次に ASD の診断を受けた7歳2ヶ月の男児 C 児の JPAN の結果を示し（図5-5・次頁），JPAN を用いた運動面のアセスメントを説明する。本児のスコアは，姿勢・平衡機能：−2.8，体性感覚識別：＋0.3，視知覚・目と手の協調：−0.6，運動行為機能：−3.0 以下であった。下位項目の中で，運動面の検査は「フラミンゴになろう（片足立ち）」，「手足を伸ばしてエクササイズ（片手片足

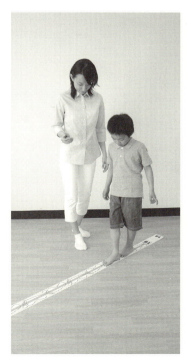

写真5-3　タンデム歩行

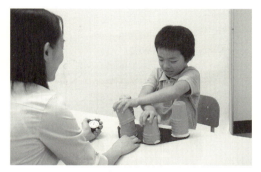

写真5-4　コップを交差して移動する課題

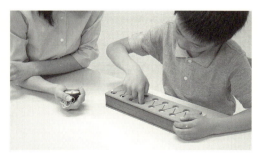

写真5-5　連続的に穴に指を刺していく課題

JPAN感覚処理・行為機能検査プロフィール

氏名	A					
性別	男性					
検査年月日(西暦)	2014	年	7	月	6	日
生年月日(西暦)	2007	年	5	月	3	日
生活年齢	7	歳	2	ヶ月		

		検査名		得点	0-5%	6-16%	17-25%	26-50%	51%-	Aセット判定
A	1	ヨットでゴー!	どこまで走るか	75				○		-3.0↓
			港に止めよう	21					○	
	2	ヨットでピタッ!		14					○	
	3	コインをゲット!	5歳以上	64	○					
	4	指あてゲーム	パート1	10					○	
			パート2	7		○				
			パート3	4				○		
	5	島わたり		23				○		
	6	フラミンゴになろう	パート1左右合計	8	○					
			パート2左右合計	3	○					
	7	ひこうき	パート1	25		○				
			パート2	5	○					
	8	ボールになろう		2	○					
	9	かっこよくまねしよう		24	○					
	10	おっとっと		6	○					
	11	お宝さがし		19				○		
	12	ぶたさんの顔	利き手誤数	65	○					
			利き手秒数	50					○	
			非利き手誤数	75		○				
			非利き手秒数	55					○	

		検査名		得点	0-5%	6-16%	17-25%	26-50%	51%-	Bセット判定
B	1	足跡をたどろう		8		○				-3.0↓
	2	蝶がとまったら教えてね		20				○		
	3	にぎりくらべ		6		○				
	4	仲良くおひっこし	パート1 ストレート	6					○	
			パート2 クロス	18	○					
	5	手足をのばしてエクササイズ		3	○					
	6	こえてくぐってエクササイズ		13					○	
	7	ケンパ		5	○					
	8	公園で遊ぼう	立位	7	○					
			鉄棒 5歳以上	2		○				
	9	おっす!穴あけ		7					○	
	10	恐竜のたまご		17					○	
	11	大工のつよしくん		5	○					

		検査名		得点	0-5%	6-16%	17-25%	26-50%	51%-	Cセット判定
C	1	ねずみさんはどこ?		23					○	-2.6
	2	秘密サインをおぼえよう		4	○					
	3	さわりくらべ	5歳以下							
	4	同じコインはどれ?		6				○		
	5	けがして大変		19	○					
	6	クレーンゲーム		4	○					
	7	顔まねゲーム		8				○		
	8	秘密サインを見おとすな		5		○				
	9	磁石でつくろう	6歳以下	6						

姿勢	体性	視知覚	行為	総合判定
-2.8	-0.3	-0.6	-3.0↓	-3.0↓

図5-5　C児のJPANの結果：項目ごとにパーセンタイルスコアに基づく評定がなされる

でのバランス）」,「ひこうき（腹臥位伸展姿勢）」,「ボールになろう（背臥位屈曲）」,「けがして大変（両手協調動作）」,「ケンパ（両足協調動作）」「ぶたさんの顔（線を正確になぞる課題）」,「仲良くお引越し（コップを交差して移し替える課題）」のスコアが下位5パーセンタイル以下であった。

　これらの結果から，C児にはバランス，抗重力姿勢運動，目と手の協調運動，両側協調運動，身体の正中線を交差する運動に問題があることが示唆された。そのため，それらの改善を目指すための作業療法を行うこととした。また，C児の教師に次のような報告とお願いをした。①運動機能障害により姿勢維持が困難になりやすいと考えられるため，姿勢の崩れに対して厳しい対応は望ましくない。滑り止めマットを座面に敷いたり，授業中に立つ時間を作って座位姿勢が保ちやすくしたりする配慮のほうが必要である。②運筆がうまくできないことも特性の1つであるため厳しく指導するのではなく，マスのついたノートを使わせたり，紙やすりを下敷きに使って書くときの抵抗感を感じられるようにしたりするなどの工夫が必要である。③体育などで両手両足を協調して素早く動かすことは困難である。そのような運動は体育の授業で実施される2−3週間前から練習したほうが良いと考える。

4 おわりに

　本稿では，発達障害児の感覚面と運動面のアセスメントについて紹介した。発達障害児のアセスメントは認知面や行動，社会性などに焦点を当ててなされることが多いが，ここで紹介した感覚面・運動面のアセスメントも重要である。そのため，感覚面・運動面のアセスメントを発達障害児の問題をとらえる際のアセスメントの一環に取り入れるべきであると考える。

【引用・参考文献】

Ben-Sasson, A., Hen, L., Fluss, R., Cermak, SA., Engel-Yeger, B., Gal, E. (2009). A meta-analysis of sensory modulation symptoms in individuals with autism spectrum disorders. *J Autism Dev Disord*. 39(1): 1-11.

Brown, CE., Dunn, W. (2002). *Adolescent/Adult Sensory Profile*. San Antonio, TX: Psychological Corporation.

Cocks, N,. Barton, B., Donelly, M. (2009). Self-concept of boys with Developmental Coordination Disorder. *Phys Occup Ther Pediatr*. 29(1): 6-22.

Dunn, W. (1999). *The Sensory Profile: User's Manual*. San Antonio, TX: Psychological Corporation.

Dunn, W. (2002). *Infant/Toddler Sensory Profile*. San Antonio, TX: Psychological Corporation.

Elwin, M., Ek, L., Schröder, A., Kjellin, L. (2012). Autobiographical accounts of sensing in Asperger syndrome and high-functioning autism. *Arch Psychiatr Nurs*. 26(5): 420-9.

Gomes, E., Pedroso, FS., Wagner, MB. (2008). *Auditory hypersensitivity in the autistic spectrum disorder*. Pro Fono. 20(4) : 279-84.

Green, D., Charman, T., Pickles, A., Chandler, S., Loucas, T., Simonoff, E., Baird, G. (2009). Impairment in movement skills of children with autistic spectrum disorders. *Dev Med Child Neurol*. 51(4): 311-6.

萩原　拓，岩永竜一郎，平島太郎，伊藤大幸，辻井正次（2012）．感覚プロフィール日本版の標準化と信頼性，妥当性の研究，厚生労働科学研究費補助金障害者対策総合研究事業（精神障害分野）「発達障害者の適応評価尺度の開発に関する研究 H21－23年度，194-273.

Henderson, S., Sugden, D., & Barnett, A. L. (2007). *The movement assessment battery for children (2nd ed.)*. London: The Psychological Corporation.

Lingam, R., Jongmans, MJ., Ellis, M., Hunt, LP., Golding, J., Emond, A. (2012). Mental health difficulties in children with developmental coordination disorder. *Pediatrics*. 129(4): e882-91. 2012

Nakai, A., Miyachi, T., Okada, R., Tani, I., Nakajima, S., Onishi, M., Fujita, C., Tsujii, M. (2011). Evaluation of the Japanese version of the Developmental Coordination Disorder Questionnaire as a screening tool for clumsiness of Japanese children. *Res Dev Disabil*. 32: 1615-22.

日本感覚統合学会（2011）．JPAN感覚処理・行為機能検査（Japanese Playful Assessment for Neuropsychological Abilities; JPAN）．パシフィックサプライ株式会社.

日本感覚統合障害研究会（1988）．MAP標準化委員会編訳：日本版ミラー幼児発達スクリーニング検査マニュアル．

Watemberg, N., Waiserberg, N., Zuk, L., Lerman-Sagie, T. (2007). Developmental coordination disorder in children with attention-deficit-hyperactivity disorder and physical therapy intervention. *Dev Med Child Neurol*. 49(12): 920-5.

Wilson, BN., Kaplan, BJ., Crawford, SC., Campbell, A., Dewey, D. (2000). Reliability and validity of a parent questionnaire on childhood motor skills. *American Journal of Occupational Therapy*, 54: 484-549.

Wilson, PH., Ruddock, S., Smits-Engelsman, B., Polatajko, H., Blank, R. (2013). Understanding performance deficits in developmental coordination disorder: a meta-analysis of recent research. *Dev Med Child Neurol*. 55(3): 217-28.

第6章

併存疾患と
心理社会的・環境的アセスメント

桑原　斉

1 はじめに

　発達障害の診療方針を決定するためには，①併存する精神症状・疾患，②発達障害，③知的水準，④身体疾患，⑤心理社会的および環境的問題，⑥適応状態という6つの軸についての評価を行うことが必要である（Goodman & Scotto, 2012）。発達障害の有無だけでは，診療方針は策定できない。全体像を系統的に把握することで介入の標的・優先順位を決定する（桑原・中津，2015；桑原，2013）。

　②および③のアセスメントは他の章に記載があるので，本章では，①併存する精神症状・疾患，④身体疾患，⑤心理社会的および環境的問題，⑥適応状態の評価について概説する。また，発達障害の併存，知的障害の併存についても簡単に述べる。

2 発達障害の併存

　サンプルの選び方，評価方法のコンセンサスがないため，正確な併存率は不明ではあるが，自閉症スペクトラム障害（ASD），注意欠如多動性障害（ADHD），学習障害（LD）は相互に合併する頻度が高いと考えられている。

　アセスメントにあたって留意が必要なのは，ASDとADHDの併存の場合，みせかけのADHD的行動がASDの特性で説明できるかどうか確認することである。ADHD診断の方が本人，家族が受け入れやすいためか，多くのASDは初診時にADHDの疑いを持って受診する。しかし多くは社会的コミュニケーションの問題を背景に，授業など社会的行動に関心が乏しく，多動・不注

意とみなされる行動が出現している。また，逆にASDに伴うADHDは，社会的コミュニケーションの問題とみなされ薬物療法の可能性が軽視されてしまうことがある。

　LDはASD, ADHDと比較して，医療機関における評価・診断は軽視されがちである。ASD, ADHDは本人だけではなく，周囲も困難を感じるために主訴として訴えられるが，LDは本人の困難感はあっても，周囲に気付かれないことが多いからかもしれない。ASD, ADHDに併存していても，LDに基づく困難はパソコンなどの支援技術を使うことでかなりの部分解消できる。支援技術が教育現場等でより一般的になればLDの併存診断の価値は現在よりも向上するであろう。また，本人の困難を把握するためには発達性協調運動障害，コミュニケーション障害の併存にも留意が必要である。

3　知的障害の併存

　LD, ADHDは基本的には，知的発達が正常であることを前提とした疾患概念であり知的障害の併存が問題になることは少ない。一方で，知的障害のケースで本人・家族がLD, ADHDだと考えて受診してくることは少なくない。日本の場合，LD, ADHDと知的障害では教育構造，就業構造が大きく異なるため，知的水準の把握は治療方針策定のために必須である。また，知的障害の診断と特別支援教育，障害者就労は本人・家族に大きなインパクトを残すため，評価結果を本人のためにポジティブなものとして伝える注意が必要である。

　最近改訂されたDSM-5では知的障害の診断に関してIQ値の目安を示さず，適応機能が重視されている。これは，IQのみに判断を依存したサービス提供よりも，現実に即し各ケースに必要な福祉や特別支援教育のサービスを保障すべきことを積極的に示したものであり評価ができる。しかし，一方で教育・福祉機関により高度な判断を求めることでもあり，現場への浸透が課題になる。

　ASDに関してはIQ70以下のケースと境界域（IQ70－85），それ以上の知能を持つケースで対応は異なるために併存の評価は必須である。実際にはIQが70以下であれば知的障害と診断されて必要なサービスが提供されるであろうし，IQ85以上で，知的障害に準じたサービスが必要になることは多くはない。

実際的な議論が必要なのは IQ70 − 85 の境界域知能である。ASD で知的水準が境界域のケースの多くは，実社会における適応機能としては ASD を併存しない IQ70 以下の知的障害のケースと同等である。この境界域知能の ASD ケースを知的障害の併存と診断するかどうかは，今後，教育機関・福祉機関を含めてコンセンサスを得ていく必要がある。

4 併存する精神症状・疾患・身体疾患

　発達障害の診断あるいは治療を求めて来院・来所するとき，多くの場合は発達障害の問題だけではなく，付随する精神症状・疾患を持っている。発達障害相互の併存と同様，正確な併存率は不明確であるが，DSM-5 のテキストに併存症として記載のある疾患を表 6-1（次頁）にまとめた。抑うつ障害，不安障害の併存は ASD，ADHD，LD で共通に認められる。DSM の疾患診断は基本的に病因論を排して構成されているので，内因性の病態か心因性の病態かは判別が難しい。従って，症状の確認だけではなく心因となるストレスの探索も同時に実施することが必須である。

　ASD に特徴的な併存症は睡眠障害であり，心因だけでは説明がつかないことも多い。ADHD には強迫性障害，チック障害を併存することが多いが，これらの併存症は心因で症状の程度は増減する。しかし，ADHD，強迫性障害，チック障害は生物学的基盤を同一にする疾患であることが疑われており，心因がなくても併存することが多い。また，ADHD では反抗挑戦性障害など外在化する複数の行動障害を併存するが，ADHD 自体の行動特性なのか二次的に獲得した行動様式なのか判別が難しい。ASD ではてんかんの併存が多いことが古くから知られており発作・診断の有無の確認が必要であるが，発作がない段階で全例に脳波検査を実施する必要はない。この表 6-1 に記載のある併存症に関しては本人・家族から訴えが無くても併存していないことを積極的に確認しておいた方が望ましい。

　DSM-5 に併存症としての記載はないが，ASD と統合失調症の併存は問題になることが多い。状況から解離した内容の幻覚・妄想が出現していれば，診断は困難ではない。一方で状況依存的な幻覚・妄想が出現しているときには，明

表6-1 発達障害の併存障害・症状・疾患

	ASD	ADHD	LD
発達障害	ADHD	−	ADHD
	LD	LD	−
	−	ASD	ASD
	発達性協調運動障害		発達性協調運動障害
			コミュニケーション障害
精神症状・疾患	抑うつ障害	抑うつ障害	抑うつ障害
	不安障害	不安障害	不安障害
	睡眠障害	強迫性障害	双極性障害
		チック障害	
行動障害・身体疾患	回避・制限性食物摂取障害	反抗挑戦性障害	
	てんかん	行為障害	
	便秘	重篤気分調節障害	
		間欠性爆発性障害	
		反社会性人格障害	
		物質使用障害	

確な診断も否定も事実上不可能になる。さらに，後述する心理社会的および環境的問題がないにも関わらず，適応状態が低下していく時には，幻覚・妄想が明確ではなくても統合失調症の併存を考える必要がある。

また，特定の疾患ではないが，irritability（イライラ感）といわれる非特異的な情動不安定もここで評価することが必要である。irritability は DSM-5 の診断基準を満たすと，重篤気分調節症，あるいは間欠性爆発性障害と診断されることもあるが，基本的には原因となるストレスが存在していることが多い。

5 心理社会的および環境的問題

　心理社会的および環境的問題の評価は治療方針を策定する上では重要な情報だが，個別の状況を質的に評価する必要があり，臨床評価尺度での評定は馴染みにくいかもしれない。治療方針策定の上で，適応状態とともに最低限確認することが望ましいと筆者が考える項目を表6-2（次頁）に示す。確認項目は年齢，知的水準，適応水準により異なるので柔軟な運用が必要である。

　まず，本人の困難感を評価することが必要だが，低年齢では正確に把握することが困難であることが少なくない。児童期後半頃から，しだいに自分で説明できることも増えてくるが，必ずしも正確とは限らない。本人が嫌がらないように，慎重に少しずつ本人の説明を求め，家族・学校から得られる情報と統合して推測する作業が必要である。

　児童期には自己評価を肯定的に保つことが，思春期以降はアイデンティティをいかに確立するかが発達課題になるが，事例化するケースの多くは自己評価が否定的で，アイデンティティが未熟で，情動が不安定である。児童期から思春期にかけて，子どもは学業・運動・容姿・人気のいずれか（あるいは複数）を軸に，他者の中の自分の評価を知り，アイデンティティを確立し，安定した成人になる。ADHD, LDは児童期の否定的自己評価が固定することがあるし，ASDでは，儀式的思考を背景に，高い目標とそうではない現状に強い葛藤を抱くことがある。本人からは語られず，状況から推測するしかないことも多いが，対応すべき問題の中核となることもあり，本人の自己評価とアイデンティティについての評価は必須である。また，思春期以降であれば，発達障害診断の告知の有無，自分の特性理解と行動修正技能も評価しておくことが必要である。本人にとっての相談者の確認も重要である。児童・思春期であれば，親，担任，通級の先生，保健室の養護教諭，スクールカウンセラーなどが候補であり，成人であれば就労支援センターの職員，職場の上司であることもある。いずれにせよ，家庭内はもちろん，相談者が学校・職場など社会参加環境にいるかいないかで適応状態は大きく変わる。

　続いて，家族と家庭での問題について評価することが必要である。まず，家族の抱えている困難を確認する。それは本人と異なることもあるが，家族が来

表6-2 心理社会的および環境的問題，適応状態の確認項目

	心理社会的問題	環境的問題	適応状態
本人	本人の困難感 自己評価 アイデンティティ 自己理解と行動修正 相談者		ADL 経済的状況
家庭	母との関係 父との関係 その他の家族との関係（兄妹・祖父母・配偶者・子どもなど）	家族の困難感 家族の理解と配慮 家族の状況（構成・仲・経済など） 家族の精神疾患 家族の相談者	同居家族 家庭での役割
幼稚園・保育園 学校	担任との関係 同級生との関係・孤立	学校・園の困難感 学校・園の理解と配慮 学級の状況 イジメ 家族との関係 担任の相談者	幼稚園・保育園 普通学級 通級 特別支援学級 特別支援学校 高等教育機関・専門学校 その他の種別の学校・居場所 支援員 課題遂行 参加状況
職場など	上司・指導者との関係 同僚との関係・孤立	職場などの困難感 職場などでの理解と配慮 職場などの状況 上司・指導者の相談者	一般就労 障害者就労 就労移行支援施設 福祉施設 その他の社会参加環境 職務・課題遂行 参加状況
余暇	単独 友人	他の活動への影響	時間・金銭
専門機関			医療機関 療育施設 スクールカウンセラー 就労支援センター その他の専門機関

院・来所の発案者であることが多いので実質的な主訴であることもある。本人の困難を優先し，家族の困難を軽視すると結果的に治療が継続できないことがある。次に家族と本人の関係性を診察場面での関わり，言動から推測・確認し，家族がどのように本人の状況を捉えているのかを評価し，家族の発達障害特性への理解・配慮を確認する。また，発達障害児者の家族に発達障害特性を持つ者，あるいは精神疾患に罹患している者が多いことが知られている。家族に関する情報を把握することで，家族への説明を発達障害者に親和的な方法に調節することができ，家族の精神疾患の治療を優先するなどの対応を検討できる。さらに，家族構成，家族仲，経済的状況などの家族状況を把握する（直接は聞き難いが，診療を進めていると徐々に情報が揃うことが多い）。高学歴のきょうだい，夫婦仲の問題，貧困などの要因がわかることがある。家族状況の多くは直接の介入対象にはできないが，本人のアイデンティティの歪み，情動不安定の理解，適応状態（自立は困難）の選択肢などに影響を及ぼす。家族にも本人同様，相談者が必要である。これは必ずしも本人と同じである必要はないが，少なくとも信頼できる相談者が1人いると，家族の情動は安定し必要な対応に進むことができることが多い。

　保育園・幼稚園・学校での問題については，本人・家族からの情報では客観性が十分でない場合があり，保育園・幼稚園・学校に連絡をして情報を把握することが必要になることもある。また，保育園・幼稚園・学校では集団行動に参加できずに困っているが，自宅では問題なく，来院・来所の実質的な発案者が保育園・幼稚園・学校であることもある。次に保育園・幼稚園・学校に発達障害の診断が伝わっているかどうかを確認し，どの程度特性に合わせた対応が為されているか確認する。さらに，可能な範囲で学級の状況を把握する。学級全体の統制が芳しくない時（学級崩壊状態など）や本人がイジメの対象になっているときには，学校環境を変えざるをえないことがある。また，担任と本人の関係は重要である。関係が良好な時には，同級生と本人の関係も良好なことが多い。担任と本人の関係が良好でなさそうな時には，同級生との関係も良好でないことが多い。担任の本人への評価がクラスに波及するのであろう。更に，家族と担任の関係が悪いと，本人と担任の関係も安定しないことが多い。ネガティブな関係性は連鎖することが多く，評価の結果，問題の中核であることが

推測されても修正不能なことも少なくない。医療機関などの専門機関であれば、関係性が悪くなると来院・来所が途絶えるので意外と専門家は気付きにくいが、担任と本人・家族の関係性は発達障害の臨床において重要かつ対応が困難な領域だと考えられる。教育機関には、多数の専門家が配置されていると思われる。担任に信頼できる相談者があれば、ある程度、悪循環を改善できるであろう。中学校、高校、大学と進むにつれ担任の相対的影響力は下がるが、同級生との関係の比重が増し、ここも専門家が介入しがたい領域である。

　基本的な確認事項は、成人でも同様である。大きな違いは、担任が上司あるいは指導者になることである。一般企業では、特殊な職場でない限り上司が専門的に相談できる窓口は少ない。規模の大きい企業であれば産業医がいるが、発達障害への対応に関する専門性には幅がある。わざわざ、医療機関まで上司が出向いてくれるような企業であれば、ある程度の配慮は得られ事態は好転することが多い。一方で上司との関係性に問題がある時にはやはり修復は困難で、結果、配置転換になることもある。障害者就労、福祉機関の指導者の専門性にも幅があり、理解と配慮の程度は確認する必要がある。また、学校時代に比較して重要度は低下するが、同僚との関係も心理社会的問題になり得る。

　他に確認すべきは余暇の過ごし方である、ここには友人関係も含まれる。何らかの趣味を持ち、他の活動への影響が大きくないのであれば、多少変わった趣味（あまり猟奇的な趣味は勧められないが）でも続けていた方が良い。忘れられがちであるが、余暇は家庭生活、学業・就業とならんで人生において必要な活動である。さらに、余暇の過ごし方を確認しておくと、趣味の楽しみ方で精神症状をある程度評価できる。

6 適応状態

　本人のADL（Activity of daily living；食事・排泄・整容・移動・金銭管理・公共機関の利用など）を確認する。さらに、成人では経済的な自立の程度、収入（障害者年金、工賃を含む）を把握する。家庭では同居家族と、本人の家庭での役割を確認する。家庭での役割は他に社会参加環境がある時にはそれほど重要ではないが、社会参加が困難な状態（いわゆる引きこもり）の時には、本

人の自己評価，家族との関係性を肯定的に保つために重要な要素になる。

　保育園・幼稚園・学校に関しては学校の種別，その他の居場所，支援員の有無などを把握する。そして，課されている課題とその遂行状況（学業の程度・集団活動の程度など），および参加状況（毎日登校・遅刻・早退・不登校・保健室登校など）を確認する。成人してからも基本は同様である。一般就労，障害者就労，就労移行支援施設，福祉施設など社会参加の枠組みが異なれば対応は異なる。また，重要なのは職務・課題の内容・遂行状況である。ASDであれば基本，対人関係が多く臨機応変な職務は困難である。一般就労では，管理職になることで困難が生じるASDのケースは多い。一方でADHDあるいはLDの場合は，進学・就労の段階で能力の選別にかけられているので，職務遂行に関して大きな困難が生じることはASDに比較して少ない。ここでも勤務時間・日数・残業・欠勤・休職など参加状況を把握する。余暇に関しては，費やしている時間と金銭についての把握も重要である。ゲームに時間を費やし昼夜逆転し学校に遅刻する，課金制度のゲームに膨大な金銭をつぎ込むというトラブルは思春期に頻発する。一方で，成人後は休日に自分の給与，工賃，年金を一定の枠組みで余暇に費やすことは情動の安定に寄与する印象である。

　最後に，医療機関・療育施設・スクールカウンセラー・就労支援センターなど専門家とのコンタクト・為されている対応を確認しておくことで，重複せずに効率が良い支援を構築できる。

　知的水準，発達障害特性の程度など複数の要因によって，望まれる適応状態は異なるが，個々の発達障害児者に対して望ましい機能・状態を明示できる十分なエビデンスは乏しく，本人・家族と相談しながら，手探りでゴールを設定していくことが多い。適応状態の不適合は，心理社会的・環境的問題，精神症状・疾患の出現・増悪と連動することが多い。

7 まとめ

　併存する精神症状・疾患の多くは，心理社会的および環境的問題あるいは適応状態の影響によって，irritability，抑うつ障害，不安障害などの症状が混然となって生じる。心理社会的・環境的な問題は原則的には本人の自己理解と行

動修正，周囲の理解と配慮を促すことと，少しの運で解決が図られる。適応状態に関しては水準が下がることで負荷が減り，精神症状が改善することがある（例えば，不登校が長期化すると，むしろ精神症状は安定する）。しかし，適応水準を向上させようと働きかけると精神症状が増悪することがあり，時にシーソーのように連動する。一方で，適応水準の向上により自己評価が肯定的になり，精神症状が改善することもあるので，連動は必ずしも単純なシーソーでもない。

心理社会的および環境的問題あるいは適応状態の不適合が，現在も過去もないケースで，精神症状が出現しているときには，心因性ではなく統合失調症・双極性障害など内因性（生物学的異常）の精神疾患を疑う。さらに，過去からの心理社会的および環境的問題の有無，適応状態の適合・不適合は性格の形成にも影響を与えると思われる。発達障害であっても後天的に獲得される性格は様々だが，過去から現在にかけての，心理社会的および環境的問題，適応状態を評価することで，ある程度，性格の成因が推測できる。

併存疾患の評価と心理社会的および環境的問題，適応状態は分かつことなく包括的に評価することが必要である。本章で述べた内容は大雑把な枠組みであり，本章に記載がない事項も実際には多々存在するが，本稿で述べた程度の事項は最低限把握していないと，対応が偏るであろう。

【引用・参考文献】

Goodman, R., Scott, S. (2012). *Child and Adolescent Psychiatry*, 3rd Edition. Wiley-Blackwell.

桑原　斉，中津真美（2015）.自閉症スペクトラム障害の大学生への支援.リハビリテーション連携科学, 115 (2), 96-106.

桑原　斉（2013）.子どもの自閉症スペクトラム障害（ASD）（特集：現在の児童精神科臨床における標準的診療指針を目指して）.児童青年精神医学とその近接領域, 54 (2), 99-118.

第7章

個別の教育支援を念頭においた アセスメント
―― PEP-3, TTAPなど

三宅篤子

1 はじめに

　アセスメントには，スクリーニング，鑑別診断，教育的働きかけ・支援などその機能や目的に沿って様々なアセスメント・ツールが開発されている。自閉スペクトラム症（以下 ASD）のアセスメントにおいても同様であるが，本章ではその中で，「教育・支援のためのアセスメント」の代表的なものとして，TEACCH（University of North Carolina TEACCH Autism Program：ノースカロライナ大学 TEACCH 自閉症プログラム）の開発したアセスメント・ツールについて解説する。

　TEACCH は，1960 年代当時，主流を占めていた親原因説をとる自閉症情緒障害説に反論し，親を共同治療者と位置づけ広く地域を含めた自閉症への支援を行うために，アセスメント・ツールとして診断・評価に使われる CARS（The Childhood Autism Rating Scale：小児自閉症評定尺度），直接的な教育内容や方法を知ることのできる PEP（Psychoeducational Profile：自閉症児教育診断検査），青年・成人期の自閉症者の就労スキルや就労に必要な環境調整などを調べることができる AAPEP（Adolescent and Adult Psychoeducational Profile, のちの TTAP）を開発した。今回はそのうち個別の教育支援を念頭においたアセスメント・ツールとして PEP と TTAP について述べる。これらの2つの検査は，典型的な自閉症で，また，知的障害を併存する場合であっても，検査が可能であり，同時に検査結果から教育や就労支援の目標や内容を得ることができるのが，他のアセスメントにはない特徴である。ASD かどうかを診断することに重点をおいているわけではなく，どのように教育や就労支援をするのかを知ることができるのである。

2 PEP-3とは

(1) 開発の経過

PEP-3（Psychoeducational Profile - Third Edition）は，自閉症児の発達のばらつきと自閉症特有の行動をアセスメントすることを通して教育の手がかりを得ることを主な目的にしている。1979年にPEPとして開発されて以来，1990年のPEP-Rへの改定を経て，2005年にPEP-3（日本語版は2007年）へと改定された。当初より検査や測定が困難な自閉症でも検査が可能になるように工夫されており，検査用具に自閉症の子供の興味をひく課題を取り入れる，言語指示が少ない動作性の課題を増やす，検査手続きの中に子どもに必要な構造化や教育的働きかけ（段階的指示）を入れ込む，合格と不合格だけでなく，芽生え反応という段階を設定しているなどの特徴を持っていた。

PEP-3では，今までの基本理念と特徴に加えて，最新の心理測定的知見に基づく研究成果が検査課題や採点項目に反映された。採点結果は，合格（2点），芽生え反応（1点），不合格（0点）に数値化され，総合点が求められると同時に発達の各領域の得点が求められる。

(2) 検査の構成や実施方法

PEP-3の対象年齢は，2歳から7歳半であり，心理士をはじめ，保育士，教師，保健師など子どもにかかわる専門家が研修を受けたあと実施することができる。PEP-3は，個別検査と養育者に対する質問紙により構成されている。10領域の「領域別検査」（個別検査）と養育者への聞き取りに基づく「養育者レポート」である。領域別検査の領域は，1.認知／前言語（CVP），2.表出言語（EL），3.理解言語（RL），4.微細運動（FM），5.粗大運動（GM），6.視覚－運動の模倣（VMI），7.感情表出（AE），8.対人的相互性（SR），9.運動面の特徴（CMB），10.言語面の特徴（VMB）の10領域であるが，CVP，EL，RLはコミュニケーション領域，FM，GM，VMIは運動領域，AE，SR，CMB，VMBは特異行動領域の合計得点としてまとめることになっている。

養育者レポートは，養育者の認識を確認し，共同療育者として子どもの障害像

を共有することを目的としているが，①現在の発達レベル，②診断カテゴリーと障害の程度，③気になる行動（自閉症に伴って生じる問題行動），④身辺自立，⑤適応行動からなる質問へ答えることが求められる。記録用紙には③④⑤の結果のみを記入する。

このことから，コミュニケーション，運動，特異行動の合計得点の傾向と認知／前言語（CVP），表出言語（EL），理解言語（RL），微細運動（FM），粗大運動（GM），視覚─運動の模倣（VMI）の各発達年齢と比較したプロフィールを算出することができる。

対象児に対する教育方法への示唆を得るために，課題実施の際には，物理的構造化（検査に集中しやすいように場所を区切ったり，刺激を少なくする工夫）やスケジュール（検査の終わる時間や途中経過を視覚的にわかるようにする），ワークシステム（課題を行う流れを一定にする）などの様々なレベルを実施して，実際の教室や職場で使える構造化を調べていく。さらに，教育的働きかけのアセスメントを含んだ以下の4つの段階的手順に従うことも必要である。

A. 言語（簡単な言葉で指示する）
B. ジェスチャー／合図（何を期待しているかを非言語で示す）
C. デモンストレーション（課題の部分や全部を実演する）
D. 身体的なガイダンス（子どもの手をとって動かし，課題を達成する援助をする）

この結果，子どもに教育的働きかけをする際，どの課題ではジェスチャーや身体介助が必要で，どの課題では言語指示だけでいいのか，などを明らかにすることができる。

検査終了後，早い時期に観察課題の採点を行ったあと，マニュアルの指示に沿って結果を整理し，①発達下位得点の合計，②発達プロフィールの作成，③発達年齢，パーセンタイル順位，発達／適応レベル(各領域，合計得点)を算出する。これらの結果から，以下の項目に沿って報告書を作成する。報告書は，検査結果にあるスキルが，日常の教育・保育場面にどのように適用できるかが明確になるように作成される。

A. 発達のプロフィール	領域間の強みと弱みのパターンを読み取る。強いところの力を使って弱いところのスキルを補うなどの計画を立てることができる。
B. 芽生え反応の数とその内容	芽生え反応は，他の検査に類を見ないユニークな採点基準である。自立的に完全にできるわけではないが，なんらかの援助があれば（見本を見せる，分類課題であれば分類しやすい容器を用意するなど）合格できるという段階で，到達可能性の高いスキルが何であるかと，どのような支援が効果的かを明らかにすることができる。
C. 特異行動パターン	子どもの自閉症特性の中でより特徴的なところがあるか否かを明らかにすることができる。
D. 養育者レポートの結果	検査場面での行動と比べることで場面による行動の相違点を明らかにし，自立的行動，自閉症的行動あらわれ方の違いを明らかにすることができる。
E. 検査室における行動観察	自由な場面や構造化を試みた時点での子どもの行動特徴を明らかにし，教育プログラム作成のてがかりを得ることができる。

　これらの結果を統合し，教育プログラムへの提言を行う。教育プログラムへの提言は，(a) 整理統合と自立性，(b) コミュニケーション，(c) 社会性と余暇活動，(d) 認知および基礎的な学習，(e) 運動能力，(f) 身辺自立，(g) 適応行動の7項目から形成されている。

　例えば，報告書の項目で「A. 発達のプロフィール」，「C. 特異行動パターン」，「E. 検査室における行動観察の結果」などから，教育プログラムへの提言，「(a) 整理統合と自立性」の内容が導き出され，教育を行う際にどの程度刺激を制限したらいいのか，どのようにスケジュールを構成したらいいか，場面の切り替えを促す手がかりは何かなどを明らかにすることができる。このようにPEP-3の結果から子どもにふさわしい環境調整，教育課題，教育的配慮，指導の際の

手がかり，指導テクニックなどを提案し，個別教育支援計画の手がかりとすることができるのである。

3 TTAPとは

（1）開発の経過

　青年・成人自閉症の就労支援の手がかりを得るために開発されたAAPEPは，1988年の改訂を経て，2007年にTTAP（TEACCH Transition Assessment Profile「自閉症スペクトラムの移行アセスメントプロフィール」）として改訂された（日本訳の発刊は2010年）。

　アメリカでは，1997年の個別障害者教育法(IDEA)の制定に基づいて，子どもの就労に向けた移行ニーズのアセスメントを行い，個別移行支援教育計画を16歳までに作成することが義務づけられた（2004年に一部改正）。TTAPは子どもの移行支援計画作成に役立つ情報を得るために改訂され，名称も移行支援（Transition）の性格をより明確にするためにTTAPと変更された。AAPEPと異なるTTAPの大きな特徴は，フォーマル・アセスメントに加えてインフォーマル・アセスメントも存在することである。また，AAPEPに比べ，知的に高いASD者の就労ニーズにもこたえることができるようになっている。前述のように「16歳から移行支援計画を立てること」が定められ，そのために16歳になった時点で通常の就労準備状態を把握するためのアセスメントがなされる。それが，フォーマル・アセスメントであり，その結果を受けて様々な就労支援サイトでの実習などが行われるが，実際に必要な就労支援の具体的内容を明らかにするのが，インフォーマル・アセスメントである。

　TTAPのフォーマル・アセスメントとインフォーマル・アセスメントの全体像とフローチャートを図7-1（次頁）に示した。

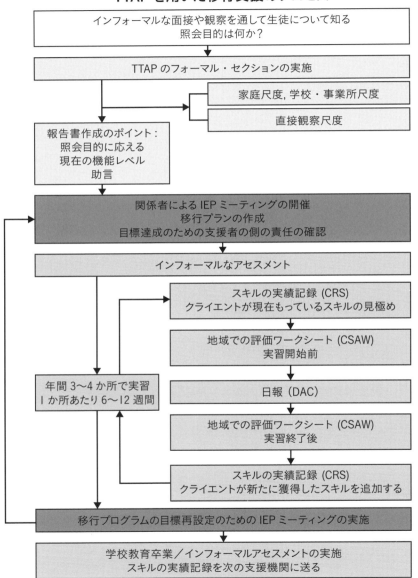

図7-1　TTAPのフォーマル・アセスメントとインフォーマル・アセスメント

（2）TTAP のフォーマル・アセスメントの特徴

　TTAP のフォーマル・アセスメントでは，就労支援に必要な6つの機能領域（職業スキル，職業行動，自立機能，余暇スキル，機能的コミュニケーション，対人行動）の状態が，条件の異なる3つの活動場面（直接観察，家庭，職場・学校）でアセスメントされる。アセスメントの結果は，PEP-3 と同様に合格，芽生え反応，不合格の3つの採点システムを採用している。アセスメントに当たり TEACCH の構造化の考えを採用し，支援の際には環境調整－構造化および，興味と好みのアセスメントを重視して，それぞれの子どもに合わせてどのような構造化が必要かアセスメントする。

（3）TTAP のインフォーマル・アセスメントの特徴

　フォーマル・アセスメント終了後，学校教育と成人生活全般を予測して，継続的・文脈ごとの系統的なスキル評価を評価するために，インフォーマル・アセスメントとして様々なアセスメント・チェックリストを作成した。それぞれのチェックリストとその目的に沿った流れは，前掲の図7-1の通りである。

　TTAP のフォーマル・アセスメントの結果，本人の領域ごとの就労のスキルが明らかになる。そこから推奨された実習現場において，現場で要求される作業の遂行に必要なスキルの状態を把握する必要がある。これを，スキルの全体実績（CRS）といい，これまで習得されたスキルの全体像を明らかにする。

　次に実習現場での実際の様子を記入するのが，「地域での実習のアセスメント・ワークシート（CSAW））」である。実習現場での指導目標，指導方法を決定するための資料となる。仕事の内容（職業行動，自立機能，コミュニケーション，対人スキル，環境の要素），実行レベル（合格，芽生え，不合格），芽生えスキルに関して行った作業の修正点，視覚的構造化，指導方法などを記入する。実習を行う際の毎日の行動状態を記録するのが「毎日の達成チャート（DAC）」である。指導目標に取り組む中で，日々のデータ収集とジョブコーチの教師間の相互作用を記録する。

　1つの実習現場で上記の CRS → CSAW → DAC の流れを繰り返し，当初設定した課題が達成されると，次の課題に向けて地域移行（別の実習・就労先の

選定）が検討される。その際に作成されるのが,「地域でのスキルチェックリスト（CSC））である。実習現場と訓練すべき行動を決めるために参考にするスキルの一覧表（事務，家事，倉庫／在庫管理，図書，造園／園芸）。または,「地域行動チェックリスト（CBC）」（実習現場で訓練すべき行動を決めるために参考にする一覧表）である。

　これらの流れを何回か繰り返し，いくつかの実習先で課題を経験し，スキルを獲得したのち，対象の自閉症児にあった就労先を適切に選定することができるのである。この AAPEP にはないインフォーマル・アセスメント行うことにより，それまでも行われていた実習という活動が支援のツールとして正式に位置づけられ，自閉症児の適性に合った就労先をより適切に選定することができるのである。

4　まとめ

　PEP-3, TTAP は，直接の支援につながるアセスメント・ツールである。ASD 特性のある児者を，幼児期から教育的に支援し，その後の社会への移行をスムーズに行わせることが可能となっている。近年，発達障害の支援は，早期からの継続的な支援が重要であることが明らかになってきている。こうした継続性のある支援をするうえでも，PEP-3 と TTAP は，同じ視点から一人の対象をみることで，生涯にわたる支援の基礎となるアセスメントを提供することを可能としている。

【参考文献・リソース】

Mesibov, G., Thomas, j. B., Chapman, M., & Shopler, E. (2007). *TTAP: TEACCH Transition Assessment Profile (TTAP)*. Pro・ed.（梅永雄二監修　服巻智子・三宅篤子ら訳（2010）. 自閉症スペクトラムの移行アセスメントプロフィール―TTAP の実際. 川島書店）

三宅篤子・大澤多美子・新澤伸子・服巻智子・田中恭子（2011）よくわかる！副読本―PEP-3 自閉症児・発達障害児 教育診断検査の実際. ASD ヴィレッジ出版.

尾崎康子・三宅篤子編（近刊）. 発達障害児の療育とアセスメント（第1巻）「乳幼児期における発達障害のアセスメント」第8章　発達障害のアセスメント1．自閉症スペクトラム障害におけるアセスメント，ミネルヴァ書房.

Schopler, E., Lansing, M. D., Reichler, R. J., & Marcus, L. M.(2005). *PEP-3*―

Psychoeducational Profile — Third Edition . Austin, TX: Pro・ed.（茨木俊夫監訳（2007）．PEP-3自閉児・発達障害児教育診断検査［三訂版］．川島書店）

TEACCH Autism Program：http://teacch.com/publications/assessment-tools

TEACCH NEWSLETTER Winter 2014：http://teacch.com/staff-newsletter/teacch-newsletter-winter-2014

梅永雄二・服巻智子監修著（2014）．副読本：TTAP―自閉症スペクトラムの移行アセスメントプロフィールTTAPの実際．ASDヴィレッジ出版．

第8章

各アセスメントの統合と結果の伝え方

川久保友紀

1 はじめに

　アセスメントとは，単に特定の評価尺度や検査を用いて診断や査定を行なうことと誤解されがちだが，検査の実施はアセスメントのほんの一部でしかない。検査に限らず，様々な情報から，本人や家族など周囲の人が抱える困難がどのようなメカニズムにより生じているのかを推論し，仮説を立て，その仮説に基づいて，本人が生きやすくなるための支援策を考え，それを共に実践して，実践結果から再度仮説を検証するというプロセス全体を示すものがアセスメントである。したがって，第2章から第7章で示されてきた行動特性，認知特性，併存疾患，心理社会的環境に関する情報に加え，本人や家族の人生観や価値観を含めた情報の統合が必要になる。その上で，どのような目標を設定し，誰と協力しながら支援策を実行していくことが可能かを把握する必要がある。実行にあたっては，本人や家族と関係者とでアセスメントの結果を共有することが必要となるため，結果の伝え方はアセスメントの重要な点となる。

　まず，どんな点に介入や支援が必要かどうかを考える際には，相談理由や主訴を含めた問題点や困っていることや苦手なことなどのネガティブなことに目が向けられる。しかし，介入方法や支援方法を考える際には，本人が持っている強みや好きな活動などのポジティブな側面に目を向ける必要がある。強みの中には，本人の特性に限らず，家族や学校や地域など本人のいる環境が持っている強みも含まれる。多くの場合，本人ないしは家族が困って，専門家に相談しに来ることからアセスメントが始まるため，本人も家族もネガティブな側面にばかり注目してしまうのも無理はない。しかし，支援者が，問題を明らかにすることに重きを置き，一緒になってネガティブな側面にばかり注目してしま

うことは避けなくてはならない。支援の鍵はいかに強みを見つけられるかにあると言っても過言ではない。

2 アセスメントの統合

　具体的にアセスメントの統合を行なう際には，以下の1）〜4）の手順で情報を整理すると，支援のターゲットを決め支援策を実行しやすい。1）どのような症状や問題が，2）どの程度の障害や苦痛を引き起こしているのか，3）その問題や障害に影響している要因は何であるか。

　3）の影響因に関しては，3-1）基盤にある原因（素因），3-2）きっかけとなった出来事（誘発因子），3-3）持続させてしまっている状況（持続因子），に分けて整理しておくと，何から取組んだら良いか把握しやすくなる（グットマン，2010）。例えば，遺伝的素因のような基盤にある原因は，変わりにくいものと考える必要があると同時に，支援を進めて行く際に考慮しなければいけないことでもある。また，誘発因子は今から過去に戻ってやり直したり変えたりはできないが，今後そのような事が起きないように予防策を講じたり環境を調整したり，起きたときの対処方法を考えたりすることができる部分である。そして，持続因子は現状を変えるためにまず取り組んでみることが可能な部分と考えられる。症状や問題，障害や苦痛，影響因を丁寧に把握することは，本人や家族が置かれた状況やそれまで経験してきたことをより広く理解することにつながり，現在の辛さや困難に対して共感を持って接することを可能にする。その上で，4）保護因子として働いている強みや長所を活用し，得意なことや好きな活動をもとにして，支援計画を組み立てていくことになる。

3 結果の伝え方

　診断名にせよ個別の心理検査の結果にせよ，アセスメントの結果を伝えるためのフィードバック面接を行なう目的は，アセスメントを受けた理由を話し合い，今後の指針を示して，本人の特性を正しく理解し，発達障害を持つ本人とその周囲の人とが生きやすくなるように支援していくことにある。決して，本

人に問題を知らしめることではない。したがって，発達障害を持つ本人から見た世界に共感し，強みに敬意を払う姿勢が重要である。

　報告者にとっての結果の報告は，専門家として日常的な活動かつ専門性を凝縮し事前に入念な準備をした上でのぞむものである。一方，被報告者にとっては，それまで自分とは全く関係のなかった世界と初めて出会うような場面である。報告者と被報告者の置かれた状況の違いは大きく，報告者は伝えたつもりでも被報告者には伝わっていないことや報告者は意図しないことが被報告者に伝わることがしばしば起きる。したがって，報告者には，専門家ではない人の目線に立ってできる限り分かりやすく要点をつかんで伝えることと，後日に説明を求められれば快く答えることが求められる。検査結果や特性を理解すること自体がすでに心理教育と呼ばれる介入の1つであり，根気強く丁寧に取り組んでいく作業である。

（1）誰が伝えるのか

　フィードバック面接を行なうのは検査の内容や本人の状態を良く理解した人が適任であるということは言うまでもないが，さらに言うと，本人や家族をポジティブに受け止めている人が伝える必要があるだろう。なぜなら，苦手な点や何らかの障害が明らかになるなど，厳しい現実と向き合わざるを得ない時，批判的あるいは威圧的な人から結果を告げられたのでは，萎縮して疑問に思ったことを質問できないばかりではなく，不安が増長され怒りや反発の感情が沸き，結果を直視しにくくなってしまうからである。さらに，その時の嫌な感情や体験がその場所や相手と結びついて学習され，病院嫌いや先生嫌いになってしまうこともある。したがって，報告内容は厳しい現実だとしても，報告の場は温かい雰囲気であることが求められる。

　また，心理面接や心理療法の技量の範疇かもしれないが，結果の説明や面接場面で，本人や親から「でも」「だけど」などの否定的な返答が多い場合，本人や親の理解が悪いとか障害の受容ができていないなどと安易に被報告者の問題と考えず，まずは報告者自身の共感的態度が不足していないかを振り返るようにする。報告者が，一旦，結果を分かってもらおうとするのを止めて，本人や親の困り感を分かろうとする作業に徹してから，再び結果を伝えるようにす

ると，本人や家族から「確かに」「そうなんですよ」という返答が出るものである。

（2）誰に伝えるか

　発達障害の支援を進める上では，環境を発達障害の特性に合わせることと，本人が適応行動を身につけることの両方が重要になる。したがって，本人と周囲との双方向的な歩み寄りを可能にするために，本人だけでなく家族などの周囲の人とで情報共有できることが望ましい。子どもの場合は，保護者や教師などの重要な大人に結果を伝える事が多く，環境の整備の担い手もその人となることが多いが，本人に対しても発達段階に合わせた説明が必要である。一方，大人の場合は，本人に対して結果が説明され，自身が環境の整備を進めていくことになる。しかし，大人であっても，本人が同意し可能であれば，家族（妻や夫，親）などの周囲の人にも伝えることで，環境の整備を共に進めてもらいやすくなる。また，家族に限らず，学校の先生や職場の同僚や上司等への説明も環境の歩み寄りを引き出すための１つの方法である。

　また，報告者自身が継続的かつ日常的にその後の支援を続けられる状況ばかりではなく，報告後は別の担当者や別の機関が支援を行なう場合もある。そのような場合には，その後に支援を継続する専門家に対して，本人に報告した内容を引き継いでおくと一貫した対応がしやすい。というのも，発達障害を持つ人には，「ほう（報告）れん（連絡）そう（相談）」が苦手な人が多いので，本人や家族の伝言によって支援者間のやり取りを済ませると，誤解のもととなりやすいからである。

（3）何を伝えるか

　個々の検査に関しては，何を調べる検査であったのかを分かりやすく説明した上で，その検査で得られた結果について述べる。数値を示す場合には，母集団内での位置や基準値からの隔たり，信頼区間などその数値の意味を含めて伝える必要があり，数値のみを保護者や本人に伝えることは許されていない。また，本人が再び，同一の検査を受ける可能性があることを考慮して，検査内容を本人や家族に対して具体的に明かさないよう注意しなければならない。どん

な問題を行なったのかを具体的に説明するのではなく，検査からどのようなことが分かったのかを伝え，その特徴に合わせた対処方法をより具体的に示すことが求められる。WISC-IVに関しては，検査者のコンプライアンスについて詳しく書かれたマニュアルがあり，参考になる。

　また，診断名だけではなく発達障害の特性を具体的に示す必要がある。その際，特性にはプラスの面があることを伝えることが欠かせない。診断基準として示されている特性は発達障害のマイナスの面（○○の欠如，□□ができない）であり一側面でしかないため，特性のマイナスの面だけを伝えることは，不完全である。さらに，マイナス面だけの説明は，治す／克服という発想につながりやすく，自己肯定感を低下させるだけである。また，前述したようにプラスの面が活用できないと，支援自体も上手く進まないため，特性のプラスの面を伝えてこそ，治療や支援につながる。

　そして，感覚過敏，不注意，見通しの持てなさ，気分の波，対人関係，学習などの苦手なことに対しては，具体的な対処法や工夫について提案する必要がある。その際，試してみた対応法がすぐに自分に合うとは限らないので，最初から試行錯誤を重ねて合うものを見つけていけばよいという心構えでいると支援者も本人も取り組みやすい。対処法や工夫は，固定観念にしばられずに考えると上手くいくことが多く，本人と一緒に話し合うと良い案が出てくることがある。その場合，支援者は本人から出てきた案を無下に却下せず，思考を柔軟にして，どのように微調整すると現実的に支障なく取り入れられる対処法になるか手助けすることが求められる。実際，思春期以降の発達障害の人たちの中で，自己の特性を理解して，自分に合った対処法を見つけている人たちは適応が良いように思う。したがって，自分の特性を理解した上で，対処方法を考えたり，上手く使ったりできるように支援していくことが，大切である。

（4）どのようにして伝えるか

　結果を伝える際は，発達障害の認知特性を踏まえた説明の仕方が大切である。例えば，視覚情報の認知に優れていること，音声言語の理解や記憶に困難がある場合を考慮して，視覚的補助資料を使って説明すると理解の助けとなる（図8-1，図8-2）。さらに，その資料を渡すことで，説明の場ですぐに理解できな

対人関係の特徴

長所／得意なところ
- ☐ 自由に発想できる
- ☐ 天真爛漫な生き方をしている
- ☐ 素直で正直
- ☐ 人に流されない
- ☐ 人を差別したり、えこひいきしたりしない
- ☐ 豊富な語彙や知識がある
- ☐ 言葉を正確に使う

つらい面／苦手なところ
- ☐ 人の話を聞いて理解するのが苦手
- ☐ 相手の気持ちを理解するのが難しいことがある
- ☐ 会話では言葉を字義通りに理解したり勘違いしてしまう
- ☐ 自分の気持ちや考えを上手く伝えることができない
- ☐ 丁寧にしているつもりでも、失礼／非常識だと誤解されてしまう
- ☐ 友だちがなかなかできない

興味や行動の特徴

長所／得意なところ
- ☐ 一定の作業を正確に緻密にこなせる
- ☐ 好きなことには優れた集中力を発揮する
- ☐ 興味のあることを深く追究できる
- ☐ 決まりやルールを守り、まじめで正義感が強い
- ☐ 他の人には分からない細かな違いに気がつく

つらい面／苦手なところ
- ☐ 思い込みが強く頑固な面がある
- ☐ 予定と違うことや曖昧なことに混乱してしまう
- ☐ 決まりや習慣を変えられない
- ☐ 切り換えられず、前の出来事を引きずりやすい
- ☐ 人に触られるのが辛く感じる

図8-1. 自閉症スペクトラムの特性についての説明の例

- **単純作業の繰り返しをしているとミスしてしまう**
  → やることや注意点を紙に書いてチェックリストを作ったり
  　メモを取る／細かく区切っておこなう

- **約束を忘れてしまう**
  →携帯のアラーム機能を使う／相手にリマインドを頼んでおく

- **書類やものの整理整頓ができない**
  → ラベルを付けた箱やファイルを用意して種類ごとに入れる
  　ようにする

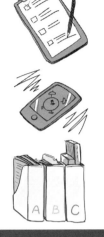

- **書くのに時間がかかりメモが取れない**
  → 携帯パソコンなどのキーボードや写真
  　機能を使う

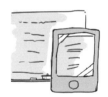

- **仕事の指示内容が分からない**
  → 言われたことを紙に書いて、チェックリストを作ったり、メモを
  　取ったりする／メモが取れないときは、内容（手順ややり方）
  　を、相手に書いてもらう

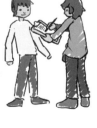

- **メモの取り方が分からない**
  → 専用ノートを作り、いつも携帯し、日付や
  　相手を記載する

図8-2. 苦手なことへの対処方法の提示例

くても，後々自分のペースで振り返ることができる。また，被報告者が他の人（家族や教師）に伝える際，その資料を用いることで伝えやすくなる。ただし，親や本人に向けて書かれた報告書を学校の先生や他の支援機関の専門家がみる場合には，親や本人に向けて書かれたものであることを念頭におく必要がある。もし，より専門的な情報が必要であると感じた場合には，本人や親の同意を得て，専門家向けの情報提供を申し出る必要がある。

　また，結果を伝える際は，時間および文章の長さの配慮も大切である。長時間の説明や，回りくどく助長な文章になったりすると，注意集中困難や文脈の理解の困難さから重要な点が伝わらなくなる可能性が高い。したがって，要点を絞り，被報告者である親や本人の言語理解や背景知識の水準に合わせた言葉を用いて，情報の過不足がないかどうかを常に点検する必要がある。

4　まとめ

　アセスメントの結果から本人とその家族が置かれた現状や困り感，希望や強みを把握し，支援策を提案し，心理教育を行う場であるフィードバックは，発達障害を持つ人を支援していく上で重要かつ，とても難しいことである。アセスメントを行う者は，それ自体が支援／介入の場であることを忘れずに，発達障害の本人やその家族たちとの共同作業に取り組める存在であり続けられるよう，経験と研鑽を積んでいきたいものである。

【引用・参考文献】

Goodman, R., & Scott,S. (2005). *Child Psychiatry, 2nd Edition*. Oxford :Blackwell Publishing Ltd.（氏家　武，原田　謙，吉田敬子監訳（2010）．必携 児童精神医学．pp.3-10, 岩崎学術出版社）

Wechsler, D. (2003). *Supplemental manual for the Wechsler Intelligence Scale for Children-Fourthe Edition. Indiana* : NCS Pearson Inc.（日本版 WISC-IV 刊行委員会編（2014）．日本語版 WISC-IV 補助マニュアル．日本文化科学社）

本文イラスト・黒田圭介

第9章

生物学的指標による
アセスメントの未来

山末英典

　発達障害については現在，脳画像や遺伝子研究といった生物学的な研究が進んでいる。こうした研究の最終目標は，発達障害の本態に迫り，診断法や新たな治療法の開発の一助となることである。本章では，自閉スペクトラム症（Autism spectrum disorders：以下 ASD）を中心に，発達障害の生物学的指標によるアセスメントの可能性について考えていきたい。ASD の精神や行動の非定型発達は，脳神経の非定型発達が背景を成していると確実視されるようになっている。脳画像解析を中心に生物学的指標を用いた ASD 研究によってえられてきた知見について概観した上で，今後の発達障害のアセスメントにおける生物学的指標の活用方法についての私案を述べたい。

1 脳画像

　核磁気共鳴画像法（magnetic resonance imaging, MRI）による ASD の脳形態画像に関しては，脳局所体積を指標とする多くの研究がメタ解析論文（注：過去に独立して行われた一定の基準を満たす全ての研究のデータを収集・統合し，統計的解析を行った総説）も含めて報告されている。著者らのメタ解析では，ASD では，左右の大脳半球を結ぶ脳梁などの神経繊維束について有意な拡散異方性の低下が示され，葉や半球をまたぐ長い距離の神経連絡に定型発達からの偏倚が認められた（Aoki, et al., 2013）。

　MRI を利用して，脳の活動に関連した血流動態反応を視覚化する functional MRI（fMRI）研究についても，メタ解析だけでも複数論文が発表され，ASD の行動特徴を脳機能や回路レベルの問題として理解する助けとなっている。著者らは後述するオキシトシンの投与効果を検証するために，先行文献からオキ

シトシンが表情や声色の活用や他者の友好性の判断を促進すると予測し，他者を友好的か敵対的か判断する際に「表情や声色」か「言葉の内容」のどちらをより活用するかを判定する心理課題を作成した。定型発達者がこの課題を行うと，表情や声色を重視して友好性を判断しやすく，その際下前頭回，島前部，上側頭溝，内側前頭前野など社会知覚や共感に関与する領域が動員された（Watanabe, et al., 2014b）。次に，服薬をしておらず知的障害や精神神経疾患の併発のない成人 ASD 男性と背景情報を一致させた定型発達の対照男性で比較すると，ASD 男性は表情や声色を重視して友好性を判断する機会が有意に少なく，その際には過去の社会性の障害についての fMRI 研究でも繰り返し報告されている結果と類似して，内側前頭前野，下前頭回，島前部などの賦活が有意に減弱していた。そして内側前頭前野の賦活が減弱しているほど臨床的なコミュニケーション障害は重かった（Watanabe, et al., 2012）。

　生体内で非侵襲に生化学的情報をえる核磁気共鳴スペクトロスコピー（MRS）については，著者らの行ったメタ解析の結果，小児期には脳内のほとんど全ての測定領域で神経細胞のマーカーとして知られる N-acetyl aspartate（NAA）濃度が有意に低下している一方で，成人期には全ての領域でこの定型発達との差が消失した。さらに前頭葉の NAA 低下については年齢と共に消失していった。この結果は，脳のサイズが小児期には定型発達よりも大きく，成人期には定型発達と同レベルに変化する良く知られた所見と対応し，ASD における小児期の一過性の脳体積増大は非神経細胞組織の増加で説明される可能性を支持した（Aoki, et al., 2012b）。さらに，成人期の ASD 者と定型発達者の内側前頭前野の代謝物濃度を比較した結果，ASD 者では NAA 濃度が有意に上昇し，定型発達者では加齢と共に現れる NAA 濃度の低下が ASD 者では認められないことを示した（Aoki, et al., 2012a）。

2 遺伝子研究の中間表現型としての活用

　脳画像研究の膨大な知見は，ASD の精神・行動の偏倚が脳機能・形態の偏倚を背景にしていることを示し，ASD の病態理解・解明を助けるものである。しかし，直接的に医学的な問題の解決を与えるものではない。さらに脳画像研

究をASDの病因の解明に役立てうる方法としては，遺伝子と行動レベルの表現型を結びつける中間に位置づけられる表現型として脳画像指標を活用するものがある。これにより，ASDという複雑な表現型の生物学的な異種性の軽減を図り，病因解明を促進させる期待がある。しかしASDに直接関連した脳画像所見を中間表現型として用いる知見は未だ少ない。中間表現型研究に必要なサンプル数を実現しているASDの脳画像研究が多くないことがその一因として考えられる。筆者らの研究では，健常範囲の自閉症傾向において，健常者内の自閉症的社会行動パターンが強い強い男性ほど右島皮質の灰白質体積が小さく，さらにASDとの関連が報告されているオキシトシン受容体遺伝子多型rs2254298Aを有する健常男性はこの右島皮質の灰白質体積が小さいことも示唆された（Saito, et al., 2013）。

3 薬効評価の代替マーカーとしての活用

　脳画像手法をより直接的に医学的問題の解決に役立てうる方法として，ASDに関連した脳画像指標をsurrogate marker（代替マーカー）として活用して治療法開発に役立てる可能性を提案したい。

　現在，オキシトシン関連分子の遺伝子の中間表現型や表現型と考えられる社会性の障害やその脳基盤に関しては，オキシトシンの投与で変化が期待されるのではないかという仮説がある。筆者らの研究でも，オキシトシン投与がASD群において，定型発達群で観察される表情や声色を活用して相手の友好性を判断する行動が増え，内側前頭前野の活動が回復し，それら行動上の改善度と脳活動上の改善度が関与しあっていた（図9-1）（Watanabe, et al., 2014a）。また，この脳活動が増加していた症例ほど，内側前頭前野のfMRI信号が増加した部位においてproton-MRSで測定したNAA濃度が上昇していた。fMRI信号増加は心理課題に依存した変化であるが，MRSの併用によって，心理課題に依存しない同部位の機能上昇が存在することを示唆した。すなわち，この脳部位が関与する他の症候についてもオキシトシン投与効果が期待される可能性を支持した（Aoki, et al. 2014a）。また，友好性の判断以外にも，ASD者で低下していた他者の感情の類推能力とその背景の右島皮質の活動低下についてもオ

キシトシン投与によって有意に改善することを示した（Aoki, et al., 2014b）。

4 おわりに

現在までに，ASDに関する多くの脳画像研究や遺伝子研究が行われてきている。しかし，ASDに伴う解決困難な医学的問題に直接解決を与える様な研究成果が得られるまでには，他の発達障害であるADHDやLDと同様に，まだ多くの研究が必要である。

そして，近い将来，こうした生物学的指標が発達障害のアセスメントとなりえるかを考えてみると，診断や治療効果測定への貢献はできるものと考えている。特に発達障害の場合，早期発見・早期介入の重要性が示されているが，こうした生物学的指標が早期発見に役立つ日は近い将来来るものと思われる。ただ，生物学的な指標だけでは当事者一人ひとりの行動の詳細な特徴をとらえることはできず，発達障害における心理的介入の重要性を考えても，必ず行動観

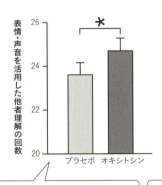

オキシトシン点鼻スプレーを，1回投与したことで，定型発達群で多かった「表情や声色を活用して相手の友好性を判断する行動」が増えた。

オキシトシン点鼻投与で，表情や声色を活用して相手の友好性を判断する際の元々減弱していた内側前頭前野の活動が回復した。白い円で示した元々活動が減弱していた部位とオキシトシン投与で脳活動が増した部位が概ね一致していた。

図9-1　オキシトシン投与とASD成人の友好性判断の偏りとその脳基盤
（Watanabe, et al., 2014aより改変して掲載）

察や心理検査は必要となってくる。生物学的アセスメントと心理学的アセスメントが有機的に結合することで，よりよい発達障害への臨床的介入が実現する。そのためには，まずは，発達障害の本態は何かという学問的関心以上に医学的要請に応えることを志向する研究が増えることが第一歩だと考えている。

【引用・参考文献】

- Aoki, Y., Abe, O., Nippashi, Y., Yamasue, H. (2013). Comparison of white matter integrity between autism spectrum disorder subjects and typically developing individuals: a meta-analysis of diffusion tensor imaging tractography studies. *Molecular autism*, 4, 25.
- Aoki, Y., Abe, O., Yahata, N., Kuwabara, H., Natsubori, T., Iwashiro, N., et al. (2012a). Absence of age-related prefrontal NAA change in adults with autism spectrum disorders. *Translational Psychiatry*, 2, e178.
- Aoki, Y., Kasai, K., Yamasue, H. (2012b). Age-related change in brain metabolite abnormalities in autism: a meta-analysis of proton magnetic resonance spectroscopy studies. *Translational Psychiatry*, 2, e69.
- Aoki, Y., Watanabe T, Abe O, Kuwabara H, Yahata N, Takano Y, et al. (2014a). Oxytocin's neurochemical effects in the medial prefrontal cortex underlie recovery of task-specific brain activity in autism: a randomized controlled trial. *Mol psychiatry*. Jul 29.
- Aoki, Y., Yahata, N., Watanabe, T., Takano, Y., Kawakubo, Y., Kuwabara, H., et al. (2014b). Oxytocin improves behavioural and neural deficits in inferring others' social emotions in autism. *Brain*, 137, 3073-3086.
- Saito, Y., Suga, M., Tochigi, M., Abe, O., Yahata, N., Kawakubo, Y., et al. (2013). Neural correlate of autistic-like traits and a common allele in the oxytocin receptor gene. *Soc cogn affect neurosci*. Sep 14.
- Watanabe, T., Abe, O., Kuwabara, H., Yahata, N., Takano, Y., Iwashiro, N., et al. (2014a). Mitigation of Sociocommunicational Deficits of Autism Through Oxytocin-Induced Recovery of Medial Prefrontal Activity: A Randomized Trial. *JAMA psychiatry*, 71, 166-175.
- Watanabe, T., Yahata, N., Abe, O., Kuwabara, H., Inoue, H., Takano, Y., et al. (2012). Diminished Medial Prefrontal Activity Behind Autistic Social Judgments of Incongruent Information. *PLoS One*, 7, e39561.
- Watanabe, T., Yahata, N., Kawakubo, Y., Inoue, H., Takano, Y., Iwashiro, N., et al. (2014b). Network structure underlying resolution of conflicting non-verbal and verbal social information. *Soc cogn affect neurosci*, 9, 767-775.
- Yamasue, H., Yee, JR., Hurlemann, R., Rilling, JK., Chen, FS., Meyer-Lindenberg, A., et al. (2012). Integrative Approaches Utilizing Oxytocin to Enhance Prosocial Behavior: From Animal and Human Social Behavior to Autistic Social Dysfunction. *J neurosci*, 32, 14109-14117.

著者紹介 (執筆順)

黒田美保	(くろだ・みほ)	編者・ 名古屋学芸大学ヒューマンケア学部教授・浜松医科大学，福島大学，昭和大学客員教授
稲田尚子	(いなだ・なおこ)	帝京大学文学部心理学科講師
田中康雄	(たなか・やすお)	こころとそだちのクリニックむすびめ院長
宇野　彰	(うの・あきら)	筑波大学人間系教授
大六一志	(だいろく・ひとし)	元筑波大学人間系教授・放送大学客員教授
萩原　拓	(はぎわら・たく)	北海道教育大学旭川校 特別支援教育分野教授
岩永竜一郎	(いわなが・りょういちろう)	長崎大学大学院医歯薬学総合研究科教授
桑原　斉	(くわばら・ひとし)	浜松医科大学精神医学講座准教授
三宅篤子	(みやけ・あつこ)	東京特別支援教育心理研究センター長
川久保友紀	(かわくぼ・ゆき)	元東京大学大学院医学系研究科助教
山末英典	(やますえ・ひでのり)	浜松医科大学精神医学講座教授

監修者紹介

柘植雅義（つげ・まさよし）

　筑波大学人間系障害科学域教授。愛知教育大学大学院修士課修了，筑波大学大学院修士課程修了，筑波大学より博士（教育学）。国立特殊教育総合研究所研究室長，カリフォルニア大学ロサンゼルス校（UCLA）客員研究員，文部科学省特別支援教育調査官，兵庫教育大学大学院教授，国立特別支援教育総合研究所上席総括研究員・教育情報部長・発達障害教育情報センター長を経て現職。主な著書に，『高等学校の特別支援教育Q&A』（共編，金子書房，2013），『教室の中の気質と学級づくり』（翻訳，金子書房，2010），『特別支援教育』（中央公論新社，2013）『はじめての特別支援教育』（編著，有斐閣，2010），『特別支援教育の新たな展開』（勁草書房，2008），『学習障害(LD)』（中央公論新社，2002）など多数。

編著者紹介

黒田美保（くろだ・みほ）

　名古屋学芸大学ヒューマンケア学部教授。福島大学子どものメンタルヘルス支援事業推進室客員教授。日本臨床発達心理士会副幹事長。TEACCHプログラム研究会理事。ADOS，ADI-R研究使用資格取得者。同志社大学文学部心理学科卒業，東京大学大学院医学系研究科博士課程修了（医学博士・学術博士）。東京都大田区公務員，よこはま発達クリニックを経て，2005年〜2006年ロータリー財団奨学金によりノースカロライナ大学医学部TEACCH部門に留学。帰国後2007年8月より国立精神・神経医療研究センター研究員，東海学院大学，淑徳大学を経て，2016年4月より現職。

　主な著書や翻訳に，『ADOS-2日本語版』（金子書房，2015），『自閉症スペクトラム障害の診断・評価必携マニュアル』（東京書籍，2014），『Vineland-II適応行動尺度』（日本文化科学社，2014），『ADI-R日本語版』（金子書房，2013），『SCQ日本語版』（金子書房，2013）など多数。

ハンディシリーズ 発達障害支援・特別支援教育ナビ
これからの発達障害のアセスメント──支援の一歩となるために

2015年8月31日　初版第1刷発行　　　　　　　　　［検印省略］
2019年9月26日　初版第5刷発行

監修者	柘植雅義
編著者	黒田美保
発行者	金子紀子
発行所	㈱金子書房

〒112-0012　東京都文京区大塚3-3-7
TEL 03-3941-0111㈹
FAX 03-3941-0163
振替 00180-9-103376
URL http://www.kanekoshobo.co.jp

印刷／藤原印刷株式会社　製本／一色製本株式会社
装丁・デザイン・本文レイアウト／mammoth.

© Miho Kuroda, et al., 2015
ISBN 978-4-7608-9543-4　C3311　Printed in Japan

金子書房の心理検査

自閉症スペクトラム障害（ASD）アセスメントのスタンダード

自閉症スペクトラム評価のための半構造化観察検査

ADOS-2 日本語版

C. Lord, M. Rutter, P.C. DiLavore, S. Risi,
K. Gotham, S.L. Bishop, R.J. Luyster, &
W. Guthrie　原著

監修・監訳：黒田美保・稲田尚子

［価格・詳細は金子書房ホームページをご覧ください］

検査用具や質問項目を用いて、ASDの評価に関連する行動を観察するアセスメント。発話のない乳幼児から、知的な遅れのない高機能のASD成人までを対象に、年齢と言語水準別の5つのモジュールで結果を数量的に段階評価できます。DSMに対応しています。

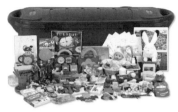

〈写真はイメージです〉

自閉症診断のための半構造化面接ツール

ADI-R 日本語版

■対象年齢：精神年齢2歳0カ月以上

Ann Le Couteur, M.B.B.S., Catherine Lord, Ph.D., &
Michael Rutter, M.D.,F.R.S.　原著

ADI-R 日本語版研究会　監訳
［土屋賢治・黒田美保・稲田尚子　マニュアル監修］

● プロトコル・アルゴリズム
　（面接プロトコル1部、包括的アルゴリズム用紙1部）…本体 2,000円＋税
● マニュアル ……………………………………………… 本体 7,500円＋税

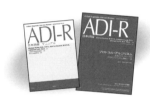

臨床用ワークショップも開催しております。

ASD関連の症状を評価するスクリーニング質問紙

SCQ 日本語版

■対象年齢：暦年齢4歳0カ月以上、
　精神年齢2歳0カ月以上

Michael Rutter, M.D., F.R.S., Anthony Bailey, M.D.,
Sibel Kazak Berument, Ph.D., Catherine Lord, Ph.D., &
Andrew Pickles, Ph.D.　原著

黒田美保・稲田尚子・内山登紀夫　監訳

● 検査用紙「誕生から今まで」（20名分1組）……… 本体 5,400円＋税
● 検査用紙「現在」（20名分1組）…………………… 本体 5,400円＋税
● マニュアル ………………………………………… 本体 3,500円＋税

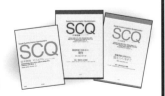

※上記は一定の要件を満たしている方が購入・実施できます。
　詳細は金子書房ホームページ (http://www.kanekoshobo.co.jp) でご確認ください。

〒112-0012　東京都文京区大塚3-3-7　　K 金子書房　　☎ 03-3941-0111(代)　FAX 03-3941-0163
URL http://www.kanekoshobo.co.jp

金子書房の心理検査

世界的に認められた ADHD評価ツール

成人ADHDの診断のための面接ツール

CAADID™ 日本語版

J.Epstein, D.E. Johnson, & C. K. Conners 原著
中村和彦 監修／染木史緒・大西将史 監訳

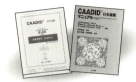

18歳以上を対象とした、ADHD診断のための半構造化面接ツール。臨床家が面接を行いながら、2種類の検査用冊子を使って成人期と小児期の両方について問題となる症状を診断する。

- ●検査用冊子
  - パートⅠ：生活歴（5名分1組）
    ………本体4,500円＋税
  - パートⅡ：診断基準（5名分1組）
    ………本体5,000円＋税
- ●マニュアル………………本体8,000円＋税

成人ADHDの症状を評価する質問紙

CAARS™ 日本語版

C.K.Conners, D. Erhardt, & E. Sparrow 原著
中村和彦 監修／染木史緒・大西将史 監訳

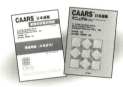

18歳以上を対象とした、ADHDの症状重症度を把握するための評価尺度。検査用紙は自己記入式・観察者評価式の2種類あり、複数の回答者からの情報をもとに評価を行う。

- ●検査用紙
  - 自己記入式用紙（5名分1組）
    ………本体 4,500円＋税
  - 観察者評価式用紙（5名分1組）
    ………本体 4,500円＋税
- ●マニュアル……………本体12,000円＋税

児童・生徒を対象にADHDとその周辺の症状を評価する質問紙

Conners 3™ 日本語版

C.Keith Conners 原著
田中康雄 訳・構成

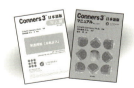

6〜18歳の児童・生徒を対象とした、注意欠如・多動性障害（ADHD）およびADHDと関連性の高い症状を評価する質問紙検査。極めて詳細な情報を網羅し、DSM-Ⅳ-TRのADHD・素行障害（CD）・反抗挑戦性障害（ODD）の症状基準にも準拠している。臨床経験に基づくと同時に確固たる統計基盤も有し、的確な診断・治療計画の作成に役立てられる。

- ●保護者用（5名分1組）…本体 4,500円＋税
- ●教師用（5名分1組）……本体 4,500円＋税
- ●本人用（5名分1組）
  - ＊本人用用紙は8〜18歳に適用されます。
    ………本体 4,500円＋税
- ●マニュアル　田中康雄 監訳／坂本　律 訳
  ………………本体15,000円＋税

※CAADID™ 日本語版、CAARS™ 日本語版、Conners 3™ 日本語版は一定の要件を満たした方のみが購入・実施できます。
詳細は金子書房ホームページでご確認ください。

"CAADID™" "CAARS™" "Conners 3™" are registered trademarks of Multi-Health Systems, Inc.

〒112-0012　東京都文京区大塚3-3-7　金子書房　☎ 03-3941-0111(代)　FAX 03-3941-0163
URL http://www.kanekoshobo.co.jp

ハンディシリーズ
発達障害支援・特別支援教育ナビ

柘植雅義◎監修

既刊

ユニバーサルデザインの視点を活かした指導と学級づくり
柘植雅義 編著
定価 本体1,300円+税／A5判・104ページ

発達障害の「本当の理解」とは
——医学,心理,教育,当事者,それぞれの視点
市川宏伸 編著
定価 本体1,300円+税／A5判・112ページ

これからの発達障害のアセスメント
——支援の一歩となるために
黒田美保 編著
定価 本体1,300円+税／A5判・108ページ

発達障害のある人の就労支援
梅永雄二 編著
定価 本体1,300円+税／A5判・104ページ

発達障害の早期発見・早期療育・親支援
本田秀夫 編著
定価 本体1,300円+税／A5判・114ページ

学校でのICT利用による読み書き支援
——合理的配慮のための具体的な実践
近藤武夫 編著
定価 本体1,300円+税／A5判・112ページ

発達障害のある子の社会性とコミュニケーションの支援
藤野　博 編著
定価 本体1,300円+税／A5判・112ページ

発達障害のある大学生への支援
高橋知音 編著
定価 本体1,300円+税／A5判・112ページ

発達障害の子を育てる親の気持ちと向き合う
中川信子 編著
定価 本体1,300円+税／A5判・112ページ

発達障害のある子／ない子の学校適応・不登校対応
小野昌彦 編著
定価 本体1,300円+税／A5判・112ページ

ハンディシリーズ・続刊決定！

取り上げるテーマ(予定)：発達障害のある子に対する2E教育／特別支援教育とアクティブ・ラーニング／発達障害といじめ／など

※続刊の第1弾は、2017年秋刊行予定です。